U0208809

甘肃省中医药传统知识荟萃

潘文 主编

甘肃科学技术出版社

图书在版编目(CIP)数据

甘肃省中医药传统知识荟萃 / 潘文主编. -- 兰州：
甘肃科学技术出版社，2019.12（2023.9重印）
ISBN 978-7-5424-2702-1

Ⅰ. ①甘… Ⅱ. ①潘… Ⅲ. ①中国医药学－基本知识
Ⅳ. ①R2

中国版本图书馆CIP数据核字(2019)第264384号

甘肃省中医药传统知识荟萃
潘　文　主编

责任编辑　陈　槟
封面设计　魏士杰

出　版　甘肃科学技术出版社
社　址　兰州市城关区曹家巷1号　730030
电　话　0931-2131575（编辑部）　0931-8773237（发行部）

发　行　甘肃科学技术出版社　　　印　刷　三河市铭诚印务有限公司
开　本　787毫米×1092毫米　1/16　印　张　7.25　插页　2　字　数　150千
版　次　2019年12月第1版
印　次　2023年9月第2次印刷
印　数　2001~3050
书　号　ISBN 978-7-5424-2702-1　　定　价　115.00元

编 委 会

前　言

　　中医药是我国重要的卫生资源、优秀的文化资源、优势的科技资源和有潜力的经济资源，其存在与发展关系到中华民族的生命健康、社会和谐、文化安全和国家利益。因此，扶持中医药传统知识的整理、保护与传承，促进中医药传统知识发展，完善传统医药知识产权管理、保护和利用协调机制，加强对传统文化知识的保护、开发和利用具有重大的历史和现实意义。

　　《中医药传统知识保护技术研究》是由国家中医药管理局组织牵头，中国中医科学院中国医史文献研究所承担具体工作，国家知识产权局、法制办、科技部、环保总局、卫生部、食品药品监管局、农业部、林业局、版权局、质检总局、商务部、外交部、文化部、工商总局等共同参与的国家战略研究。

　　《甘肃省中医药传统知识调查研究》（课题编号2014ZXA28）系《中医药传统知识保护技术研究》专项的子课题。2014年3月28日，国家中医药管理局"中医药传统知识保护技术研究"项目西北片区培训会暨甘肃省中医药传统知识调查研究在兰州启动，甘肃省中医药传统知识调查研究由甘肃省中医药管理局组织牵头、甘肃省中医药研究院承担技术工作。按照"政府一条线、课题组一条线"两条腿走路的部署，行政层面设置甘肃省中医药传统知识调查研究领导小组和办公室；在技术层面设调研组和专家组。为保障项目工作的顺利开展，下辖市州县设立基层调查小组，具体实施当地调查工作及上报工作。

　　项目组设立于甘肃省中医药研究院，由甘肃省中医药文化传播中心专门负责项目的具体工作。负责审定甘肃省中医药传统知识保护技术研究项目的实施方案，对调查中出现的重大问题做好协调工作和决策，并对全省中医药传统知识保护研究项目调查报告进行审定。

　　基层调查小组负责拟定项目工作方案和质量控制方案、组织现场调查人员培训，协调解决调查实施工作中出现的问题，做好对收集的方、药、技、法的评价，并对撰写的项目调查报告质量进行审查把关，在规定时间内完成申报项目任务。

甘肃省中医药传统知识调查的对象主要是在基层医疗机构、家族、师承群体、学派、老字号企业及特定地区（民族聚集地、村落等）中传承应用的活态性的非公用公知的中医药传统诊疗技术、经验方、中药炮制、制剂方法等中医药传统知识。内容主要涉及项目名称、持有人信息、应用地区、传承时间、传承情况、类别、主要内容、相关文献与实物、主要特征、重要价值等。

根据对中医药传统知识概念内涵和外延的界定，建立了纳入及排除标准，入选标准：

1. 植根于中华各民族文化传统。

2. 在特定地域应用与传承超过三代人或五十年。

3. 至今仍在传承应用，具有活态性。

4. 不同于公知公用的中医药传统知识，具有独特性。

5. 具有较高的医疗、技术或经济价值的中医药传统知识项目。同时对那些采用中西医结合的治疗方法和常用经典方剂加减予以排除。在制定入选标准的前提下，参照不同类别的项目要求，制定了传统诊疗技术、传统制剂方法、中药炮制方法、单验方、养生方法、其他类等六类采访表格，并对项目持有人、持有人简介、传承时间、传承代数、传承情况、内容简介、主要特征、重要价值等进行了详细的规范，使项目持有人明晰项目采访目的，准确而真实地描述项目情况。

从2015年7月至9月，课题组对甘肃省平凉、庆阳、天水、陇南等地区进行了实地采访，共采访到280个项目，整理调查数据后，上报平台279项。其中，单验方类230项（82.4%）、传统诊疗技术39项（14.1%）、传统制剂方法2项（0.7%）、中药炮制技艺2项（0.7%）、养生方法2项（0.7%）、其他类4项（1.4%），经西北分中心审查通过210项。项目持有人中，最高为县中医院的院长，最低是村医。在调查过程中，在甘肃省内进行的"甘肃中医世家评选"和"甘肃基层名中医评选"是我们项目进行调研的重点人群。

通过实地调查研究，我们切实地感受到了中医在民间的永恒魅力，深刻领悟到做好中医药传统知识保护是一项关系国家、民族、社会和中医药事业发展的重要工作。在医药费如此昂贵的今天，中医依旧以其"简、廉、效、验"的特点扎根于农村，扎根于民间。我们采访的很多村医，所应用的经验方，药味极为简单，最少的一味药，但是在数十年的实践中，却效果明显。

本书选取项目都是符合中医药传统知识入选标准，经项目组成员实地调查，具有中医特色。出于保护项目持有人知识产权的考虑，项目原则上不提供全部药味组成及用量，部分经持有人同意公开。项目提供基本药味或手法、主治、证型、医案等，从侧面展示项目效果。读者切不可生搬硬套擅自使用，以免发生医疗事故。如有意使用或合作，还请与持有人联系。

甘肃省卫健委、甘肃省中医药管理局都给予了大支持，尤其是甘肃省中医药管理局原局长甘培尚亲自到项目启动会动员，宣讲传统知识调查意义、调查方法，对基层合作单位提出了要求。在调查过程中，项目组得到了基层合作单位尤其是正宁县卫生局、华池县卫生局、合水县卫生局、宁县卫生局、环县卫生局、秦安县卫生局、两当县卫生局、武山县卫生局等单位的大力支持与配合，他们深入县、乡、村走访调查，为项目提供大量第一手材料和线索，为项目的顺利开展做出巨大贡献。同时广大传统知识项目持有人也对项目给予理解、支持和配合，愿意提供宝贵的资料，在此一起表示诚挚的感谢。

甘肃省中医药传统知识调查项目小组

二〇一九年十月

目　录

总　论

各　论

总　论

第一章　中医药传统知识保护技术研究项目简介

中医药保护技术研究是国家中医药管理局于2013年立项的中医药行业科研专项课题，在全国31个省（区、市）范围内开展中医药传统知识调查，采取"工作和项目结合、行政技术两线并行"的方式，重点围绕分布在基层、民间的中医药传统知识进行抢救性调查、挖掘和整理，摸清家底，全面掌握中医药传统知识资源状况；有计划地分期、分批开展建立中医药传统知识保护名录和数据库，对有代表性的中医药传统知识建立档案，实现对中医药传统知识的防御性保护，为中医药传统知识保护利用与惠益分享提供技术基础；同时，为中医药传统知识价值评估和转化利用打好基础，逐步形成中医药传统知识价值评估、深度研发、转化推广的技术与应用平台。

中医药传统知识所包含的范围十分宽泛，既包括中医药传统知识本身，也包括其存续和表达形式、载体以及资源等。中医药传统知识调研与立档、建名录所涉及的主要内容，包括生命与疾病认知、中药、方剂、养生保健、诊疗方法、针灸、卫生民俗以及与之相关的文物、古籍、图谱、器物、特殊标记、人物等。有必要组织相关专家，通过研究中医药传统知识的构成情况与传承脉络，结合参考国内外调研与保护名录建设的经验，对中医药传统知识的调研、立档、建名录所需关键技术进行系统梳理。具体涉及以下方面：

一、研究设计

（一）设计调查方法、方案

明确调查方法，拟订调查方案、调查表、工作手册、档案管理等文件。

（二）研究解决关键技术问题

建立中医药传统知识项目纳入标准，通过传承历史、使用情况、临床疗效、价值评价等方面，对丰富庞杂的中医药传统知识加以筛选确认；建立立档标准，包括项目的持有人、核心理念、表现形式、机构、文化空间等内容；建立保护名录的分类系统及与之配套的编码体系，制订保护名录编制技术规范。

（三）构建工作平台与数据库模块

建立中医药传统知识保护工作平台系统，创建服务器和用户端软件，设置录入、建库、核查、发布等模块，适应调查和名录编制、发布的技术需求。

二、组织分课题组，在全国31个省市区开展中医药传统知识调查研究

1. 项目组成立中医药传统知识总项目组及专家委员会，负责本项目实施的组织领导。全国分为东北、华北、华东、华南、西北、西南六个片区，按片区成立保护分课题组。由各分课题组在全国31个省市区（不含港、澳、台地区）组织开展中医药传统知识调查研究。按照属地化原则，深入区县调查摸底，发现具有代表性及在一定区域有广泛而深刻影响的中医药传统知识及其传承主体，为立档和编制中医药传统知识保护名录提供素材。

2. 各分课题组负责组织本辖区内中医药传统知识资源的调查，调查对象包括学校、各级医疗机构、家族、师徒授受、学术流派、中医药老字号企业、特定地区（民族聚集地、村落等）等传承发展的活态性医疗技术、医疗器具、经验方、中药炮制、制剂方法等，应组织掌握传统知识的单位和个人按要求填报调查表。根据调查对象填写客观翔实的调查记录，并注意收集相关文献、标本、图片等资料，整理分析后提交分课题组。

3. 通过调研摸清家底，掌握中医药传统知识的存续状况、分布区域、传承范围、传承脉络、源流衍变以及保存利用的历史和现状等，了解中医药传统知识传承与保护现状以及面临的问题，研究提出具有可操作性的应对措施和方案，为政府决策提供借鉴和依据。

三、对中医药传统知识项目进行筛选确认

中医药传统知识所包含的内容极为丰富庞杂。需建立中医药传统知识项目的纳入标准，使对中医药传统知识概念范畴的界定变得具体化和标准化，将其应用到项目调研与立档工作中；按照入选标准，对调查收集上来的项目进行筛选，由各分课题组组织专家就项目的传承历史、技术特点、应用情况、价值等方面进行综合评价，对符合标准的项目予以确认。

四、对入选的中医药传统知识项目建立档案

将确认入选项目的调查数据，根据已制订的立档规范进行整理。立档应涵盖中医药传统知识项目的主要要素，主要包括：

1.项目身份，包括项目名称、概要、所在地理区域等。

2.项目特征，包括有形要素、无形要素等。

3.项目状态，主要指项目的生命力或生存能力。

4.项目涉及的人员和机构等。

同时，运用文字、录音、录像、数字化多媒体等各种方式，对中医药传统知识进行真实、全面的记录，对其中濒临失传的中医药传统知识与传统技艺及时开展抢救和整理。由各分课题组具体负责总结调查工作的成果，按规范建立档案，录入统一工作平台系统，以确保数据资料的完整性和规范性。

五、构建中医药传统知识保护名录和数据库

在立档的基础上，按照国际惯例建立中医药传统知识保护名录及数据库。保护名录与数据库作为中医药传统知识对外主张权利的依据，是重要的成果表现形式，可明确中医药传统知识权利归属，弥补现行知识产权制度的不足，对开发利用中医药传统知识的行为进行规范，使之可持续发展，维护国家民族利益。主要包括以下工作流程：

（一）数据审核

由各分课题组负责立档的资料数据，按统一规范进行逐一核查，以保证数据质量和准确性；上报后由总项目组组织专家委员会负责对工作平台汇总的立档资料、数据进行审查，对其价值进行评价。

（二）名录编制

总项目组按照名录编制技术规范，使用平台系统，整合汇交的数据，按照分类编码框架，编制中医药传统知识保护名录。

（三）建立数据库

总项目组运用数据库技术，在保护名录的基础上构建中医药传统知识保护数据库。

第二章 保护中医药传统知识的意义

中医药是中国传统文化的珍宝之一，以其独特的诊疗手段以及完整的理论体系在世界医学历史中独树一帜，对世界医学发展产生了不可磨灭的影响。尤其进入现代之后，伴随现代药物毒副作用的增加，中药以其毒副作用小，安全可靠，更加受到了世界范围的重视。中医理论逐渐被世界接受与广泛利用。

根据世界卫生组织的定义，"传统医药"指基于本土的不同民族的文化理论、原理、信念与经验而形成的一整套知识、技能和实践的总结，用于保持健康和预防、诊断，改善或治疗身体和精神方面的疾病。所以将中医药纳入了传统医药的范畴，故称"传统中医药"，与西方传统医药相对。而仔细剖析这一概念，我们发现中医药包括中医和中药两大范畴。狭义的中医是指以传统的中医理论为基础，在医疗实践中形成、发展的一整套关于疾病诊断、治疗、康复、养生等方法和知识理论。中药是指在中医学理论指导下用于防治疾病的药物，主要为天然药物及其加工品，包括植物药、动物药和矿物药。

传统中医药知识产权保护的范围主要包括以下几个方面：中医药生产（中药资源的分布，中药材品种产地的认定等）、处方与配方、中医的诊疗方法与技术（望闻问切、针灸等）、中药炮制技术、中药制药技术、中医药文献保护（中医古籍与当代医学名著知识产权保护）、中医药特有的标记与符号（如扁鹊、华佗名医名称；人参、当归等中药的名称等）等等。

一、目前对中医药知识产权保护的主要形式

（一）我国对中医药知识产权保护

主要形式包括《商标法》《著作权法》《反不正当竞争法》《合同法》等提供的中药知识产权保护措施，以及由国家行政机关颁布的《专利法实施条例》《商标法实施条例》《著作权法实施条例》《知识产权海关保护条例》和《植物新品种保护条例》等法规所提供的保护。

（二）中药品种保护

国务院于1992年10月制定了《中药品种保护条例》，该条例适用于中国境内生产制造的中药品种，包括中成药、天然药物的提取物及其制剂和中药人工制成物。中药品种保护

是保护中药知识产权的一种有效的手段，其特点之一是采用行政方式保护一些中药品种的技术秘密，其申请条件要远低于专利，而对其所实施的保护时间又基本与专利相当，一级保护品种的保护时间比专利有效期还要长（30年）。但这种保护仅在国内适用，无法与国际上的通用做法接轨。

（三）其他综合性保护

《民法通则》第九十七条规定"公民对自己的发现享有发现权。发现人有权申请领取发现证书、奖金或者其他奖励。公民对自己的发明或其他科技成果，有权申请领取荣誉证书、奖金或者其他奖励。"此外，有中医药保护的法律依据。

二、与中医药知识产权保护有关的国际法规及我国与此相应的立法

（一）《药品管理法》

《药品管理法》（2001）规定，中国"地理标志"保护以商标法作为依据。而根据《药品管理法》，中药材、中药饮片并不要求必须使用注册商标。因此，目前中药材申请商标的并不多。把质地优良的道地药材纳入"地理标志"保护，将有利于优质中药材创出名牌，占领市场，创造更高效益。这也是加强中药资源保护的一项有效保护措施。

（二）《保护植物新品种国际公约》

《保护植物新品种国际公约》是保护育种者权益的重要国际协定。它是新品物种保护方面的法律和政策，保障育种者的合法权益，因而是国际开展优良品种研究、技术转让、合作交流和新产品贸易的基本框架。国际植物新品种保护联盟（UPOV）是根据《保护植物新品种国际公约》建立的国际组织。中国于1997年4月23日成为国际植物新品种保护联盟的第39个成员国，同年10月1日正式实施《中华人民共和国植物新品种保护条例》。条例第二条将"植物新品种"定义为："植物新品种是经过人工培育的或者对发现的野生植物加以开发，具有新颖性、特异性、一致性和稳定性，并有适当命名的植物品种。"我国《药品管理法》规定："国家保护野生药材资源，鼓励培育中药材。"所以，我们可以通过《植物新品种保护条例》和《专利法》，共同对新培育的中药材品种进行知识产权保护。

（三）《生物多样性公约》

《生物多样性公约》（简称CBD）是在联合国环境署推动下制定的旨在保护可持续利用生物资源和遗传资源惠益分享的法律文件，也是第一份保护生物多样性资源的全球性协议。该公约确定了三大目标：一是保护生物多样性；二是可持续利用生物多样性的组成部分；三是公平合理的分享来自遗传资源的商业性利用和其他利用的利益。

三、我国中医药知识产权保护的现状和存在的问题

我国是世界应用传统民族医药最古老最广泛的国家，也是中医药的发源地和中药的最大生产国。随着《中华人民共和国专利法》的实施，以及《商标法》《中华人民共和国药品管理法》《药品行政保护条例》《中药保护条例》等法律和行政法规的颁布，我国的中医药产业取得了前所未有的发展，每年以18%的速度增长。由于我国知识产权制度建立比较晚，以及中医药自身的特点，现有的知识产权制度很难为中医药提供保护，具体表现在：

（一）在专利保护方面的现状和存在的问题

1. 申请专利的意识淡漠，专利数量少

到2005年底，我国中医药专利仅29157件，且技术含量不高。很多人认为只要取得了国家的新药证就大功告成，根本没有想到通过申请专利的方法保护自己的研究成果，更不要说在国外申请专利了。目前中国已有900多种中草药项目被外国公司在海外申请了专利。例如人参蜂王浆，是我国吉林省最早生产的，被他人在美国抢先申请了专利，使我国的人参蜂王浆不能在美国销售。又如我国贵州省苗族有一种著名的感冒良药"观音草"，在民间长期用于治疗感冒、咳嗽，韩国的多家公司采用高科技仪器进行分析研究，解析出有效的分子组成，然后注册药物专利，为其所用。现在很多传统中药都处于公用公知的境地，任何人都可以免费使用。

2. 中医特有的诊断方法和治疗方法不在专利法的保护范围内

我国《专利法》第二十五条第3项明文规定对疾病的诊断和治疗方法不授予专利。可是，中医作为一种独特的治疗方法已得到了世界的广泛认同与应用。例如针灸，目前在西欧至少有5万名针灸师，法国的一些大学还开设了针灸课，1997年欧洲还成立了跨国性的欧洲中医大学，总部设在法国，欧洲各国设立分部，学制五年。据资料统计，英国5000万人口，有中医诊所3000个；荷兰1500万人口，有中医诊所1600个；加拿大3000万人口，有中医诊所3000个，但针灸推拿等中医特有的诊治手段却不在专利法的保护之内。

3. 专利保护的期限不适应中药保护的要求

我国现行专利法对于发明专利的保护期规定为20年，自专利申请之日起计算。可是，开发一种新药需耗费大量的物力人力、和时间。开发以后又需要进行一系列的实验才可投入临床应用。当这种药品正式投入市场时，专利保护期已所剩无几。这种状况严重影响了药品开发者的积极性。

（二）在商标保护方面的现状和存在的问题

1. 商标保护意识薄弱

商标作为商品和企业象征，不仅仅是一种标记，更代表着一个企业的形象、信誉、商品的质量。药品的商标更是疗效、诚信和声誉的象征。在市场经济中，商标具有很强的商业经济价值，尤其是驰名商标，其价值往往超过了有形资产。中药老字号有着悠久的历史，是一种传统文化的代表，更是宝贵的无形商标，如北京的"同仁堂"、广州的"潘高寿"、重庆的"同仁阁"，这些知名商标已深入人心。由于多数国家采用注册在先的原则，因此抢注商标成为合法行为。前几年就发生过我国的一些中药老字号在国外被他人抢先注册，后来又斥巨资把商标买回的事情。

2. 药品通用名称和商标名称混为一谈

中药的命名有着严格的规范，产品标准名称（即通用名称）在全国统一使用，不具有专属性，如"三精"六味地黄丸，六味地黄丸是其通用名，我国很多企业生产和使用，而"三精"才是其商标，为哈尔滨制药六厂所独有。很多企业将商标和药品混为一谈，用药品命名并注册商标，后来该药品名称被收入《中国药典》，成为药品的通用名称，那样就失去了商标的意义。

（三）现有的法律、法规很难对传统中医药知识产权进行保护

北京中医药大学张韬教授认为，我国现有的知识产权制度不能对传统知识进行有效保护，因为这项制度在制定之初，就不是针对传统知识的，而是近代科学技术和商品经济发展的产物，保护的是"私权"，而不是保护传统知识的持有者。按现有的知识产权制度，对传统中医药进行知识产权保护还存在着诸多障碍，主要表现在以下几个方面：

1. 专利保护中存在的难点

第一，已公开的传统医药不具备新颖性，不能得到专利保护。中医药在我国具有数千年的历史，大量的经方、验方已处于公用公知的状态，已不具备新颖性的要求，一些改良方与经典方比较虽有所加减变化，但其新颖性及侵权判断仍有难度，因而难以适用专利制度。

第二，专利保护的期限性，不适合中医药等传统知识的要求。专利法规定，一项中药专利从申请日起计可保护20年。而事实上，等到专利批准，新药上市，实际上可保护的期限只剩下十四五年或更少。

2. 商业秘密保护中存在的难点

《反不正当竞争法》把商业秘密定义为：不为公众所知悉，能为权利人带来经济利益、具有实用性并经权利人采取保密措施的技术信息和经济信息。中药的商业秘密所在主要是配方和生产工艺。我国采取的是一种先公开后保护的专利制度。在被授予专利之前，关于新药的配方和生产工艺都有可能被公开或泄漏。而药品又极易被仿制。我国专利法规定在专利局受理专利申请后需要在专利公报上公布专利说明书，这就意味着技术秘密的公开。所以，在技术秘密保护和专利保护之间，常常难以选择，一旦申请技术专利后，技术的公

开，他人可能会在专利技术的周边做文章，先行一步，威胁专利产品市场。此外，药品还具有侵权认定困难的特征，可能因举证困难而无法制止别人的侵权行为。有句俗话叫作"单方气死名医"，这说明民间存在大量的祖传秘方，仍处于秘密状态。因此，什么是可以公开的，哪些是作为秘密加以保护的，是申请专利保护，还是申请商业秘密保护，需要有一个取舍。这个取舍的标准就是一个难点。

3. 著作权保护中存在的难点

根据我国《著作权法》第二十一条规定，公民的作品，其发表权和著作财产权的保护期为作者终生及其去世后50年。但是对于传统中医药典籍、散落在民间的医书、手迹，或早已丧失了保护时效的，或难以确定权利归属人的，不胜枚举。可见，以现有的著作权法来保护传统中医药典籍、民间的医书手记是行不通的。

四、对传统中医药知识产权保护的建议

基于我国传统中医药知识产权的保护现状，以及中医药所面临的现代化、国际化的强劲走势，我们一方面应利用现有的知识产权制度对传统中医药进行保护，另一方面，应制定特殊的专门法律、法规对现有知识产权法所不能保护的范围进行保护。

越来越多的大企业，已经意识到知识产权作为无形资产的重要价值，但中小企业以及个人行为中，保护的意识还很淡漠，甚至存在一些误区，认为保护的成本很高，因而不采取专门的保护措施。因此，我国还应进一步强化知识产权保护意识，加强宣传，消除误解。

对传统中医药的知识产权进行法律保护、特别立法是十分必要的。为保护我国民间文学艺术，国家文化部、版权局起草了《民间文学艺术作品保护条例》（草稿），云南省颁布了专门保护民族文化的地方性法规《云南省民族民间传统文化保护条例》，文化部也起草了《民族民间文化保护法》（草稿）。2006年，我国已开始了中医药立法的起草工作。

建议在《传统中医药保护法》中赋予传统中医药的所有人以广泛的权利。这些权利包括知识产权、著作权、专利权、商标权、技术秘密权等以及知识产权相关权利，赋予权利人以选择权。建议在制定《传统中医药保护法》时，根据传统中医药的特性，在充分利用现有法律制度的前提下对传统中医药进行特别保护。特别注意多学科、多部门的合作，尤其应邀请中医药专家参与其中，能够体现我国技术优势的中医药领域的知识产权得到充分有效的保护。立法确立了中医药知识产权保护组织，明确个人、家庭、社会团体和国家成为传统中医药知识的知识产权法律保护的权利主体，同时确定了保护的中医、中药客体和保护范围，明确权利和义务，为传统中医药知识提供特殊法律保护，建立公平合理的利益

分享机制。

此外，还可以通过完善商业秘密制度，保护中医药配方，利用商标法律制度，保护中医药知识产权。还可以寻求国际范围内的广泛协调与合作，加强传统中医药的国际法律保护。

总之，目前我们很难找到一种现成的方法来保护所有的传统中医药知识产权。但我们必须要发扬光大我国传统中医药知识，使我国12800余种中药材、1万多个中药处方这个"宝库"，不仅为世人带来福音，而且也为传统中医药知识的持有者带来精神财富和一定的经济利益。这需要做许多的基础性的工作，如整理、收集、保存等。除了在大量的古代医书中搜寻外，还有大量散在民间的单方、验方，这是一项任重而道远的工作。同时，为了适应时代需求，实行中医药现代化，与现代医学接轨，才能使传统中医药更好地走向世界。

把传统中医药纳入知识产权的保护，一方面，从现有的知识产权法上对传统中医药进行保护，寻求国际范围内的广泛合作，加强传统中医药的国际法律保护；另一方面，必须要为中医药特别立法，以弥补现有知识产权对中医药保护的漏洞。只有二者并行，建立一套复合型的知识产权保护体系，才能使中国中医药无愧于祖先的辛勤积累与创造，也能使中医药这件瑰宝更好地服务于世人。

第三章　项目工作进展

一、国家中医药管理局立项"中医药传统知识保护研究"

2004年，国家中医药管理局重点立项开展了"中医药传统知识保护研究"，课题由中国中医科学院中国医史文献研究所承担，柳长华教授担任课题负责人。该研究从传统知识保护的角度，将中医药传统知识保护纳入传统知识保护的范畴。通过客观分析国际国内背景，对中医药传统知识保护的宗旨、内容与方法等进行了全面深入的研究，紧密跟踪国际传统知识保护研究的动态，分析了国际上特别是发展中国家对传统知识的保护经验，提出要建立中医药传统知识专门保护制度和编制保护名录的建议，对加强中医药传统知识保护具有重要意义。

二、开展"中医药知识产权保护与利用研究"研究

2005年，《国家知识产权战略纲要提纲》将"中医药知识产权保护与利用"纳入研究范围，反映了国家和社会各界对中医药传统知识保护的高度重视。从一个新的高度提出知识产权的内涵，为中医药知识产权的保护与利用开创了新的局面。

该项研究课题组由中国中医研究院等15个单位的37位专家组成，研究内容包括中医药知识产权保护的国际现状与趋势、中医药知识产权保护的现状、中医药知识产权保护的未来需求、保护的战略目标与发展思路、中医药知识产权保护与利用的相关技术等。

专题研究自2005年10月启动至2007年2月结题，历经16个月的时间，收集、参考了数百万字的国内相关成果（从中编选了近40万字的资料作为主要参考），翻译、整理了近20万字的国外资料，组织撰写了11万字的分析调研报告以及近20万字的5份子课题研究报告，在此基础上最终形成《中医药知识产权保护与利用研究报告》，作为专题的主要研究成果。

本专题对中医药知识产权保护和利用的现状进行了深入分析和实证调研，专题专家组于2006年3月28日至31日赴内蒙古自治区对蒙医药进行了专题调研，深入了解民族医药在我国传统医药知识中的地位和作用、现行知识产权制度对民族医药的作用和影响以及民族医药的未来需求；2006年4月16日至5月31日，到陕西、四川、重庆、河南、安徽、江西六

省市进行了专题调研。调研历时一个多月，先后调研了19家中药企业、14家医疗机构（其中11家中医院、1家门诊部、2个个体诊所）、4家中医药院校、3家中医药科研机构、2个中药材市场，共计座谈访问了120余人，深入了解中药企业、中医医疗机构、中医药教育机构、中医药科研院所在中医药传统知识保护与利用方面的需求。

专题研究分析了中医药传统知识的特点和进行知识产权保护与利用对于发挥中医药经济资源、卫生资源、科技资源方面的价值优势，重点研究了充分利用现行知识产权保护制度与探索建立中医药知识产权专门保护制度的必要性和可行性。专题研究提出要"建立健全传统知识保护制度。""扶持传统知识的整理和传承，促进传统知识发展。完善传统医药知识产权管理、保护和利用协调机制，加强对传统工艺的保护、开发和利用"的建议，已正式写入《国家知识产权战略纲要》。2008年4月9日，国务院常务会议审议并原则通过了《国家知识产权战略纲要》；2008年6月5日，国务院印发了《国家知识产权战略纲要》，成为中国知识产权战略的纲领性文件。

三、启动中医非物质文化遗产申报、保护与调研

2006年，国家中医药管理局启动了中医非物质文化遗产申报与保护工作，6月成功申报了国家第一批非物质文化遗产保护项目，主要有中医生命与疾病认知方法、中医诊法、中医传统制剂、中药炮制、针灸、中医正骨等，基本涵盖了中医传统知识的主要类别，为普查和名录的分类工作开启了先声。2010年11月16日，"中医针灸"成功申报并列入联合国教科文组织"人类非物质文化遗产代表作名录"。

2008年6月至9月，中国中医科学院中国医史文献研究所负责实施了北京市中医管理局的"北京市非物质文化遗产传统医药类传承人才调研"课题。课题组人员由北京市各区、县项目保护单位（含在京的中央单位）的相关人员组成。课题组根据《北京市非物质文化遗产传承人才培养工作调研方案》的要求，制定了"传统医药非物质文化遗产传承人才调研实施方案"、制定了项目的调研表、传承人调研表。采取田野调查结合案头调研方式，分别对代表性传承人以及相关传承人发放了项目调研表和传承人调研表，个别进行实地访谈、录音、录像。历经3个月的实地调研，召开了四次研讨会，经对进入保护名录的13个项目，18位代表性传承人和23位相关传承人的调研，结合以往的研究成果，最后形成调研报告（总报告2万字，附件报告24万字）。课题结题专家组论证认为：本项目在国内相关专题调研工作中属于首次。项目调研工作组织严谨科学，调研人员认真负责，取得了大量珍贵的一手资料；在此基础上总结整理的调研报告结论客观可信，建议切实可行，为有关部门决策提供了很有价值的参考。本课题研究成果2009年1月15日获得中国中医科学院2008

年度科学技术三等奖。

中国中医科学院中国医史文献研究所自主选题团队项目"国家级传统医药非物质文化遗产名录项目保护现状调研"于2009年12月开始实施,至2011年11月结题,完成5个省、2个自治区、2个直辖市的6大类12个国家级传统医药项目和22位代表性传承人的调研。调研内容包括国家级非物质文化遗产名录项目保护单位和传承人现状、所在区域地理环境、分布区域、历史发展、主要内容、相关制品及作品、实物、历史档案、传承谱系、代表性传承人等基本情况和项目的主要特征、文化内涵、濒危状况、保护价值、保护现状和保护措施、人才培养、资金投入情况、存在问题及原因、保护需求、保护计划与保障措施及落实情况等内容。

调研项目包括中医生命与疾病的认知、甘孜州南派藏医药、四大怀药种植与炮制、水银洗练法、东阿阿胶制作技艺、龟龄集与定坤丹制作技艺、宫廷正骨疗法、罗氏正骨疗法、平乐郭氏正骨疗法、蒙医正骨疗法、同仁堂中医药文化等。该项目调研工作中,先后召开课题启动会、专家咨询、代表性传承人以及保护单位的访谈会议达16次,先后访谈代表性传承人15位,保护单位的有关工作人员10位。访谈录音时间共计40余小时,整理录音文字共计有20余万字,摄像时间20余小时,拍摄照片2960张,并形成档案资料。

针对调研项目保护现状和存在问题以及客观需要,提出了非物质文化遗产保护管理和制度建设的意见、建议;对非物质文化遗产保护项目评价方法、评价关键技术、保护评价体系、评价过程、评价结果等方面进行研究,初步完成保护评价方案的框架设计和非物质文化遗产保护制度研究。取得的成果对非物质文化遗产的保护工作具有重要的参考意义,并通过广泛、深入开展实地调研,为传统医药项目调研的组织与管理积累了经验。

四、国内开展的民间医药调研

民间中医药与现代中医药、民族医药一样是中医学的重要组成部分,民间医药以家传和师带徒为主要传承特征,在长期传承发展过程中积累了丰富的实践经验,是中医学继承发展的重要内容。近现代以来,由于人文环境和意识形态的变革,民间医药的生存受到影响,其存在的价值受到质疑,部分特色诊疗技术等面临消亡的危险。近些年来,随着民众健康观念的改变,人们对民间医药的认知和需求不断提高,认识到更好地管理和推广民间医药、整理研究民间医药的特色技术和方药对于中医药事业发展和增强民众健康的重要意义。

2009年4月《国务院关于扶持和促进中医药事业发展的若干意见》指出,"一些特色诊疗技术、方法濒临失传"是具有"迫切性"的问题,要求"挖掘整理民间医药知识和技术，加以总结和利用。"国家中医药管理局2010年11月首次召开全国民间医药暨民营中医医疗工作座谈会，决定对民间中医药要坚持"挖掘、整理、总结、利用"的工作方针，传承保护与开发利用相结合，加强对民间中医药的收集整理。王国强副部长在国家中医药管理局2011年工作报告中把"重视民间医药的挖掘整理、总结提高、推广利用，制定完善掌握民间医药技能人员发挥作用的相关政策措施。"作为国家中医药工作的重要任务之一。由此可见，民间中医药的重要价值和濒危现状已得到政府重视，加强民间中医药研究势在必行。

在当前民间中医药受到国家政府和社会各界重视的形势下，各地纷纷积极踊跃地组织开展起民间传统医药的调研工作。中国中医科学院历史上第一个民间中医药立项课题——"民间医药现状调研与整理利用研究"于2011年5月20日在京启动，并由课题承担单位中国医史文献研究所主办"民间中医药调研及整理利用研讨会"。该课题旨在通过调研，收集民间中医药的特色诊疗技术与方药，逐步开展系统的民间中医药整理研究和推广工作。40余位领导、专家和学者出席了研讨会，并就我国民间中医药发展进行深入探讨。

2011年7月，安徽省正式启动了全省民间医药暨民营中医医疗机构基本现状调查。调查对象包括：民间确有专长的中医药从业人员提供的中医药服务；民间无资质人员所提供的有影响、有疗效、群众认可的方药技法或使用的中医器械；基层医疗卫生机构开展的中医药特色服务；民营中医医疗机构中医药特色资源服务提供和运营状况。调查采取面上线索全面调查和重点线索现场实地调查相结合的方式进行。按照属地化原则，以县（市）为单位，全面搜集散落民间的单验方、秘方和传统疗法以及基层医疗卫生机构使用的中医药特色方药技法；根据搜集线索，调查组再赴现场实地调查。同时，通过广泛宣传发动，鼓励民间确有专长人员献方献药，并设立专门办公室接收民间捐献。

此次调查中，安徽中医学院临床学院、药学院、针灸骨伤学院师生组成21个小组，分赴全省105个县（市、区），对民间验方、民间特色诊疗技术、民营中医医疗机构进行现场拉网式调查。为避免因调查线索的来源单一化，还发动学生利用假期社会实践活动参与调查，借返家机会发动亲朋好友提供线索，共有360位学生参与，覆盖全省56个县412个乡镇。除安徽之外，吉林、山东、广东、贵州、甘肃等省也积极开展了各种不同形式和规模的民间或民族医药调查研究活动，积累了相当丰富的经验与数据资料。目前迫切需要对这些已有一定前期基础的研究工作在国家层面上加以整合，统筹规划，集中优势资源，避免重复浪费，组织有条件的科研单位继续深入开展调研，彻底摸清民间中医药传统知识家底，为促进中医药事业继承发展提供科学决策依据。

五、国际上建立传统知识名录数据库的实践

建立传统医药保护名录与数据库，是国际上普遍认可的一种有效措施。名录与数据库是实现传统知识保护目标最为可见的方式，可以使需要保护的传统知识变得明确和具体，以推进和实现保护、利用与宣传传统知识的目标。通过建立名录与数据库为民间传承者的丰富的传统知识资源确认、立档，有助于解决传统知识保护什么的问题，承认传统知识持有人的贡献，作为对传统知识赋权并利益分享的依据。

国际上，传统医药的知识产权保护也迫切需要一个保护名录作为发展中国家争取权利的依据。印度、泰国、秘鲁等已经建立本国的保护名录，使本国的传统知识得到了有效的保护。印度的传统知识战略包括基础数据工程（防御性公开）、基础法律工程（防御性监控）、基础法律工程（进攻性部署）和核心专利诉讼工程四个方面，其中基础数据工程就是建立传统知识保护名录数据库，即传统知识数字图书馆（TKDL）。TKDL数据库已纳入印度数千年来积累的20多万个传统知识项目，是发展中国家中第一个被欧洲专利局、美国商标专利局等使用的大型非专利数据库。这样，TKDL就成为一个大型的非专利防御性公共数据平台，在各国专利审查中发挥重大作用，以此来阻击外国企业申请与印度传统知识相冲突的专利，维护印度知识产业的利益。我国应当借鉴世界各国成熟的做法开展起这项重要工作，目前在国家《中医药创新发展规划纲要》《知识产权战略纲要》、国务院22号文件中均已经将建立中医药传统知识保护名录提上日程。

六、"中医药传统知识保护技术研究"项目启动

2013年12月26至27日，由中国医史文献研究所承担的中医药行业科研专项"中医药传统知识保护技术研究"项目启动会在京召开，本次会议由国家中医药管理局科技司主办，召集全国各省（区、市）中医药管理部门相关工作负责同志及各项目协作单位技术负责人、骨干专家与会，对中医药行业科研专项"中医药传统知识保护技术研究"项目工作做总体部署，并针对项目的实施开展培训。

国家卫生和计划生育委员会副主任、国家中医药管理局原局长王国强同志出席会议并发言，指出："中医药传统知识保护技术研究"项目的启动既是行业科研专项的启动，同时也标志着国家中医药管理局在中医药传统知识保护研究方面经过多年的工作积累，在国家层面统筹规划、顶层设计下实施的一项具有战略意义工作的全面启动，要以项目启动为抓手，深入开展和推进中医药传统知识保护研究工作，争取在接下来一个时期，推动中医药传统知识保护研究工作上一个新的台阶。

国家中医药管理局科技司苏钢强司长介绍了我国中医药传统知识保护研究的背景、意义和作用，总结了国家中医药管理局近年来在此方面所做的工作和意义，详述了"中医药传统知识保护技术研究"项目的总体规划，围绕项目的1个国家中心，6个片区分中心以及31省，开展调查、建档、编目、建库、发布和维权，最终形成研究报告，出版专著，编制保护名录和数据库。并提出工作要求：各省中医药管理部门做好督导、检查的工作，帮助各技术单位解决困难和问题，确保项目的质量和进度。技术单位要为项目的实施提供条件，保障项目的顺利实施，并管理好项目经费。子项目负责人及骨干要严格按照实施方案进行工作，必要时与项目总负责人进行沟通和调整，遵守承诺，保障质量和进度，总结工作经验。

环保部自然与生态保护司生物资源保护处蔡蕾处长，介绍了与生物多样性有关的传统知识的国内外现状、面临的问题和对策。蔡处长首先就与生物多样性有关的传统知识保护的国际制度现状和国内现状进行了介绍，并提出我国中医药传统知识保护工作存在的问题：

1. 法律法规制度不完善；

2. 调查和基础研究薄弱；

3. 跨部门协调机制有待完善。

据此对今后在中医药传统知识保护工作方面提出加强制度建设，构建生物遗传资源及相关传统知识获取与惠益分享法规制度体系；加大投入，加强本底调查和基础研究；加强配合，完善协调机制等建议。

接着，国家知识产权局保护协调司崔海瑛处长介绍了中国中医药知识产权的相关工作。崔海瑛处长首先介绍了中医药知识产权保护的基本概念、保护传统知识的国际组织、部分发展中国家对传统知识的保护对策以及国际通行知识产权制度对传统医药的保护方式。以知识产权的角度，分析我国中医药知识产权的工作现状，存在的问题和部分解决对策，并针对新时期新环境下存在的产业发展水平制约中医药资源的创新利用，中医药传统知识保护存在法律空白，国际规则缺失影响中医药权益保护等问题，提出四点工作设想：

1. 创新中医药知识产权权益保护方式；

2. 调整完善现行知识产权保护制度；

3. 提升中医药企业运用知识产权综合能力；

4. 加强民族传统医药文化的宣传推广。

启动会同时对各位参会代表进行了项目实施的培训。项目负责人，中国医史文献研究所柳长华所长对项目实施方案进行详细介绍，就项目目标、前期基础、拟解决的问题、研究任务、技术路线、组织实施方案、质量控制办法、考核指标、项目预期成果、应用前景、项目年度执行计划和经费预算等内容进行了培训。

中国医史文献研究所王凤兰主任详细讲解了中医药传统知识保护与非物质文化遗产保护的联系，非物质文化遗产保护和中医药传统知识保护的研究对象是一致的，并介绍了传统医药非物质文化遗产保护方法与技术。宋歌助理研究员就中医药传统知识调查的相关技术规范做了详细的介绍，包括调查的目的、对象、内容、方法，怎样确定持有人，入选标准，持有人的知情同意，调查信息的采集，数据录入规则，以及省级调查组、分中心、国家中心的主要任务等培训内容。随后顾漫副研究员详细讲解了传统医学、传统知识、中医药传统知识、传统知识分类系统、中医药传统知识分类、中医药传统知识保护、中医药传统知识传承人、非物质文化遗产、非物质文化遗产代表性传承人、生物盗版、事先知情同意、公平利益分享、专门制度、中医药传统知识保护专门制度等中医药传统知识的相关名词术语。丁侃助理研究员介绍了本项目的工作平台使用方法，详细讲解了工作平台上各栏目的作用和操作方法。

附：国家中医药管理局局长王国强同志讲话全文

在中医药传统知识保护技术研究项目启动会上的讲话

王国强

（2013年12月26日）

同志们：在全国上下认真学习贯彻党的十八届三中全会精神之际，非常高兴能与大家一起研讨加强中医药传统知识保护、研究和利用的工作。

首先，请允许我代表国家中医药管理局，向各省级中医药管理部门和项目技术依托单位的同志们表示热烈的欢迎，向长期从事中医药传统知识保护研究的各位专家学者表示衷心的感谢，也向财政部、环保部、知识产权局等部门一直以来对此项工作给予的大力支持表示衷心的感谢！

党的十八届三中全会审议通过的《中共中央关于全面深化改革若干重大问题的决定》（以下简称《决定》），明确提出了"完善中医药事业发展政策和机制"的要求，这是党中央再次将中医药事业放在党和国家事业发展全局和全面深化改革的战略高度去部署安排，充分表明了党和国家对中医药事业的高度重视和坚定不移发展中医药事业的鲜明态度，充分体现了党中央、国务院继续贯彻落实《关于扶持和促进中医药事业发展的若干意见》（以下简称《若干意见》）的政策要求。

今天我来出席会议，就是要和大家共同学习领会十八届三中全会精神，共同研究《若干意见》提出的"研究制订中医药传统知识保护名录，建立中医药传统知识专门保护制度"的重要工作，共同提高和统一思想认识，明确中医药传统知识保护研究的主要方向和任务。以"中医药传统知识保护技术研究"项目为抓手，深入开展和推进中医药传统知识保护研究工作，推动中医药传统知识保护工作上一个新的台阶。下面，我讲三点意见，供大家参考。

一、充分认识开展中医药传统知识保护工作的重要意义

中医药传统知识是基于中华各民族传统的、世代相传并持续发展、具有现实或潜在防治疾病价值和商业价值的医药知识，同时包括了由该领域中智力活动所产生的革新和创造。中医药传统知识保护则是采取法律、行政、技术等措施和手段，在尊重和维护中医药传统知识的完整性和相关特征的原则下，推动和促进中医药传统知识的可持续发展和合理使用，防止其被不当占有和不公平使用，并保证在此基础上所产生的惠益分享。因此，做好中医药传统知识保护是一项关系国家、民族、社会和中医药事业发展的重要工作。其重要意义主要体现在以下几个方面：

1. 开展中医药传统知识保护是落实十八届三中全会精神的具体举措。《决定》分别在"深化医药卫生体制改革"和"深化科技体制改革"中提出了"完善中医药事业发展政策和机制"和"加强知识产权运用和保护"的要求。"完善中医药事业发展政策和机制"虽然话不长、字不多，但内涵丰富，要求明确，意义深远，充分表明了党中央、国务院要通过改革，进一步深化扶持和促进中医药事业发展的政策措施。我们要抓住这一战略机遇，着力破解影响和制约中医药事业发展的一切体制机制障碍，加快推进中医药事业发展。作为我国知识产权保护总体框架的一部分，传统知识保护工作也一直都具有其独特的保护定位和政策着力点。现行的知识产权制度主要目的是鼓励创新，在兼顾公众利益的前提下，着重发明人权益的保护，而传统知识的保护除了涉及民族文化血脉的维护，还涉及其传承与创新。目前而言，现行知识产权制度在如何对传统知识进行保护方面仍存在争议，对中医药、特别是中医药传统知识的保护方面仍有许多需要创新、完善的地方。因此，我们要不断探索研究，完善政策和机制，既要充分运用现行知识产权制度保护中医药的创新发明，还要研究建立适应中医药传统知识专门保护制度，在国际上争取和主张国家利益。

2. 中医药传统知识保护是维护国家利益的战略任务中医药传统知识作为我国特有的、珍贵的原创知识产权资源，其所带来的医疗、商业、经济价值为许多国家带来了巨大的社会和经济效益，使其成为知识经济时代争夺的重要资源。一些国家借助资金和技术上的优

势开发中医药传统知识，无偿利用这些宝贵财富。现行知识产权制度鼓励人们利用现代科学技术研究开发中医药，并对产生的技术成果申请专利保护，但现行制度只能对基于传统知识利用而产生的新成果的下游部分进行保护，而传统知识作为创新的源头，无法得到有效保护。因此，中医药传统知识保护更注重源头的、"从头至尾"的整体保护，只有这样，才能从根本上阻断对中医药传统知识形形色色的"不当占有"。在国际上，传统知识保护工作已经成为各国关注的热点，发达国家和发展中国家的不同诉求使传统知识保护难以在短时间内达成共识。因此，迫切需要拥有传统知识资源的国家切实做好国内相关保护工作，并在国际上争取更多的话语权，保护传统知识健康、可持续传承发展，维护国家和民族利益。

3. 中医药传统知识保护是传承民族文化的内在需求中医药传统知识是中华民族传统文化的重要组成部分，然而近代以来，外部社会和环境的压力、现代生活方式的影响以及传统生活方式的解体，改变了中医药传统知识的保存与传承的方式，加之外来文化的移植和渗透，使传统实践及与之相关的信仰逐渐丧失，社会缺乏对中医药传统知识的尊重和认识，文化生态的改变、社会认同感的下降，严重影响了中医药传统知识的传承发展。通过中医药传统知识保护，完整、真实地存续中医药传统技术、方法、理论等，是传承中医药文化，维护其完整性、系统性的必然要求，也是延续中华民族文化血脉的内在需求。

4. 中医药传统知识保护是创新中医药的重要基石中医药传统知识是中医药自主创新的重要源泉，许多特色技术、方法、方药和器械在民间长期使用，对一些常见病、多发病和疑难杂症疗效独特，具有较大的挖掘潜力和开发价值，是中医药自主创新的独特领域。加强中医药传统知识保护工作，做好传统知识的挖掘整理和筛选利用，将中医药传统知识的资源优势转化为知识产权优势，有利于丰富中医药诊疗技术手段，创新发展中医药理论和方法，提高中医药临床疗效，更加突出特色优势，对中医药更好地为人民群众健康服务具有十分重要的意义。

二、明确中医药传统知识保护研究工作的目标和任务

早在2004年，我局就设立了专项开展对中医药传统知识保护研究，提出了中医药传统知识的概念、内涵和建立保护名录、专门保护制度的建议。2008年，在国家知识产权战略制订工作中，建立中医药传统知识保护名录和专门保护制度被写入《国家知识产权战略纲要》。2009年以来，我们又组织开展了一系列专题性研究，主要针对传统老字号、道地药材、民间民族医药和中医经典名方等方面。通过以往开展的这些研究，初步解决了为什么要保护中医药传统知识的认识问题，但是"保护什么""如何保护"的问题还没有解决。

这次我局系统组织、加强投入，设立了"中医药传统知识保护技术研究"项目，就是要通过广泛调查、建立档案、编制名录，建立中医药传统知识国家数据库，重点解决"保护什么"的问题，为下一步"如何保护"奠定基础。

一是开展中医药传统知识调查。本次调查工作将在31个省（区、市）范围内开展，重点围绕分布在基层、民间的中医药传统知识进行抢救性的调查、挖掘和整理，摸清家底，全面掌握中医药传统知识资源状况。采取"工作和项目结合、行政技术两线并行"的方式开展工作，组织工作由我局统一部署，由各省（区、市）中医药管理部门负责组织实施。技术层面由依托于中国中医科学院医史文献研究所的国家中医药传统知识保护研究中心负责编制实施方案、设计调查技术规范和入选标准等技术文件，并组织培训；由各省级中医药管理部门确定的技术依托单位根据各地实际情况，分别组建调查组，承担本省（区、市）调查工作的实施。我局确定的6个分中心，负责协调所在片区内各省份调查资料和数据信息的收集、汇总，做好与国家中心相关工作的衔接。

二是建立中医药传统知识保护名录和数据库。建立保护名录是一种国际承认的具有法律效力的、可用以主张知识产权权利的文件，也是在国内、国际解决"保护"和"维权"平衡的一项重要措施。名录的编制主要依据实地调查和文献记载，依靠行业内的专家、学者，按一定的技术规范来进行，有计划地分期、分批开展。建立传统知识保护数据库，也是国际上普遍采用的一种保护措施。应借鉴国际经验，立足于可持续发展和长远保护，建立权威性的、具有高质量、高性能和高效知识服务能力的结构化数据库。对有代表性的中医药传统知识建立档案，建成中医药传统知识保护名录和数据库，将实现对中医药传统知识的防御性保护，为中医药传统知识保护利用与惠益分享提供技术基础。

三是推动中医药传统知识保护专门制度的建立。通过前期研究工作，对中医药传统知识保护专门制度形成了初步共识，就是根据中医药的特征和规律，以实现对其财产权利和精神权利的共同保护为目的，调整和规范因其权利归属、合理使用和惠益分享而产生的各种社会关系总和的综合性制度。中医药传统知识专门制度将以法律形式承认中医药传统知识是智力成果，尊重并体现中医药传统知识的价值，促进中医药传统知识的完整保存，保证持有人在合理利用中行使知情同意、充分参与、惠益分享等权利，制度化地解决"如何保护"这一问题。因此，要在加快中医药立法的进程中，适时研究制定《中医药传统知识保护条例》，作为中医药传统知识专门保护制度的核心，实施法律保护以制止对中医药的不当占有和滥用，与《非物质文化遗产法》等法律法规衔接，建立中医药传统知识的综合法律保护体系。

四是为中医药传统知识价值评估和转化利用打好基础。结合传承历史、使用情况、临床疗效、价值评价等方面的内容，对调查登记的中医药传统知识保护项目进行筛选，研究建立评估方法，探索建立符合实际、合理可行的中医药传统知识认可机制。在此基础上，积极地开展对中医药传统知识的推广利用，选择具有重要应用推广价值的保护项目，按照持有人自愿的原则，支持和帮助持有人运用市场机制实现转化，保护持有人的权益，逐步形成中医药传统知识价值评估、深度研发、转化推广的技术与应用平台。

三、对做好中医药传统知识保护研究工作的几点要求

做好中医药传统知识保护研究工作，要在深刻认识中医药传统知识历史、现实、未来重要价值基础上，切实理解保护中医药传统知识是增强国家文化软实力和竞争力的重要举措，是继承、保护、发展、弘扬中华民族传统文化的重要举措，是促进发挥中医药特色优势、为广大人民群众健康福祉服务的重要举措，一定要以高度的责任感和使命感，在高效、有序的组织保障下，扎实做好各项工作。

（一）进一步提高对中医药传统知识保护研究的认识

我国是一个传统知识资源丰富的大国，同时还是一个政治、经济上正在迅速崛起的发展中国家，传统知识保护工作既急迫又必须，我希望参加保护研究工作的每一位同志都充分认识这项工作的重要性，满怀民族自豪感，对中华民族先贤所创造的珍贵财富充满敬意，带着传承民族传统文化的历史感、责任感去担当重任，带着责无旁贷的精神和热情去投入工作，认真负责，完成好任务。

同时，中医药传统知识根在基层，做好研究工作必须真正把工作的重心和调查的重点放在基层。这也是践行党的群众路线的具体体现，希望各位在实际工作中一定要扎扎实实深入基层开展调查工作，努力发掘和发现有价值的民间医药瑰宝。中医药来自民间，很多理论、很多知识在民间，是从民间走向了殿堂、走向了课堂、走向了院所，但是我们对民间的中医药传统知识的挖掘、整理、筛选做得还远远不够，民间的这些宝藏随着时间的推移慢慢流失，我们再不重视、再不抢救，可能就无法挽回。

因此，一定要提高思想认识，站在国家的高度，肩负着历史的责任，去完成各自的任务。

（二）要加强中医药传统知识保护研究的组织工作

此次系统开展中医药传统知识调查研究工作，是对《国家知识产权战略纲要》提出的战略任务的具体落实，也是对我局以往开展的相关工作的综合集成和全面应用。各省（区、市）中医药管理部门要将此项工作纳入中医药事业发展大局，安排专人负责，层层抓好落实。要主动协调各方力量，积极争取有利于中医药传统知识保护的政策、项目、经

费等方面的支持。要支持国家中心和6个分中心的工作。特别是中心和分中心所在省份的中医药管理部门和各依托单位，要为中心和分中心的建设和开展工作提供必要的政策、制度、条件、人员等方面的保障。承担研究任务的单位要建立工作制度，创新工作思路，整合各方资源，切实保证工作顺利开展。

（三）要建立中医药传统知识保护研究工作的长效机制

此次中医药传统知识保护研究工作的组织实施充分体现了"三观互动"理念，体现了进一步深化科技体制改革的要求，做到了解放思想，转变观念，将分散性的课题式研究和专家兴趣性研究转变为具有顶层设计的、统筹规划的、长期长效的系统研究和国家任务，并坚持"一手抓任务落实，一手抓体系建设"，建立中医药传统知识保护研究的长效机制。要切实发挥国家中心和6个分中心在中医药传统知识调查、管理、研究、推广应用等方面的作用。各地也应结合实际，整合资源，建立长期、稳定的中医药传统知识保护研究平台、队伍和工作机制，与各中心协调配合，共同开展工作。

（四）要做好中医药传统知识保护研究的指导和宣传

为了进一步做好中医药传统知识保护研究工作，局科技司组织编制了《中医药传统知识保护研究纲要》，目前已形成讨论稿，近期将向大家征求意见。《纲要》将提出今后一段时期中医药传统知识保护研究的目标、指导思想、基本原则、重点任务和保障措施，是中医药传统知识保护研究的指导性文件，希望大家尤其是各省级中医药管理部门的同志要认真审阅，结合各自实际情况提出建设性意见。

中医药传统知识保护作为一项富含文化传承内容的工作，在工作推进过程中，要更加注重宣传。希望参与中医药传统知识相关工作的同志，能成为这项工作的宣传员，把我们的工作宣传出去、热情宣传出去、气势宣传出去。通过宣传营造有利于深入开展工作的良好氛围。同志们，中医药传统知识保护工作使命光荣，任务艰巨。让我们继续发扬密切联系群众的工作作风，不畏艰辛，同心协力，深入基层做好中医药传统知识保护工作，为促进中医药事业科学发展，让中医药在全面建成小康社会中发挥更大作用而不懈努力！谢谢大家！

国家中医药管理局办公室2014年2月8日印发

第四章　甘肃省中医药传统知识实施过程

《甘肃省中医药传统知识调查研究》（课题编号2014ZXA28）系《中医药传统知识保护技术研究》专项的子课题。该项目旨在通过面上调查摸底、现场实地考察等方式对甘肃省内有关中医药传统知识的相关内容如生命与疾病认知、中药、方剂、养生保健、诊疗方法、针灸、卫生民俗以及与之相关的文物、古籍、图谱、器物、特殊标记、人物等进行了较为全面的普查，初步摸清甘肃省中医药传统知识的家底。

按照项目的总体要求，《甘肃省中医药传统知识调查研究》由甘肃省中医药管理局组织牵头，甘肃省中医药研究院承担技术工作。按照"政府一条线、课题组一条线"两条腿走路的部署，行政层面设置甘肃省中医药传统知识调查研究领导小组和办公室；在技术层面设调研组和专家组。为保障项目工作的顺利开展，下辖市州县设立基层调查小组，具体实施当地调查工作及上报工作。

项目组设立于甘肃省中医药研究院。由甘肃省中医药文化传播中心专门负责项目的具体工作。负责审定甘肃省中医药传统知识保护技术研究项目的实施方案，对调查中出现的重大问题做好协调工作和决策，并对全省中医药传统知识保护研究项目调查报告进行审定。

基层调查小组负责拟定项目工作方案和质量控制方案、组织现场调查人员培训，协调解决调查实施工作中出现的问题，做好对收集的方、药、技、法的评价，并对撰写的项目调查报告质量进行审查把关，在规定时间内完成申报项目任务。

一、人员培训

2014年3月14日，甘肃省卫计委发布《关于举办甘肃省中医药传统知识调查工作培训班的通知》（甘卫便函〔2014〕42号），以红头文件的通知全省各市州卫生局，组织各县中医药管理人员参加技术培训，掌握开展"中医药传统知识保护调查研究"的技术规范。

2014年3月28日，国家中医药管理局"中医药传统知识保护技术研究"项目西北片区启动暨培训会在兰州举行。来自甘肃各地市州、区县卫生局相关负责同志100余人参加了会议。

在会议上，课题组向参会人员讲授了中医药传统知识调查研究工作流程，如纳入及排除标准，表格填写规范，条目填写规范等内容。

1. 纳入标准

植根于中华各民族文化传统；在特定地域应用与传承超过三代人或五十年；至今仍在传承应用，具有活态性；不同于公知公用的中医药传统知识，具有独特性；具有较高的医疗、技术或经济价值的中医药传统知识项目。

2. 排除标准

采用中西医结合方法；使用经典方剂加减应用。

通过此次培训会议，使参会人员明确了项目开展的意义及重要性，学习调查方案、调查表、工作手册、档案管理规则等文件精神，学习掌握工作平台与数据库模块的操作运行方法。

二、行政部署，指导调查

2014年4月21日，甘肃省卫计委发布《关于做好中医药传统知识调查工作的通知》（甘卫便函〔2014〕65号），对全省的中医药调查工作做了明确分工，并要求每个区县至少上报3个项目，甘肃省卫计委的两个文件的发布，使甘肃省中医药传统知识调查工作得以迅速地开展。

三、上报线索，专家筛选

2014年6月30日，按照甘肃省卫计委文件要求，甘肃省各区县上报项目304项，其中上报平台69项。省课题组组织召开了专家论证会，对上报项目进行了论证筛选。选择了280个项目进入调查范围。

四、开展实地调查工作

在前期调查中，项目组成立了由调查员、记录员、摄像员3到4人组成的调查小组，先以兰州市为目标，开展了调查工作，在此期间，针对采访中遇到的问题，优化了调查方案，避免了实地采访中采集不到有用的信息，少走弯路。

从2015年5月至10月，课题组对甘肃省平凉、庆阳、天水、陇南等地区进行了实地采访，共采访到280个项目。涵盖单验方、药物炮制法、外治法、诊疗思想、养生保健方、古本书籍、外用治疗器具等。项目持有人中，有县中医院的院长，也有的是村医。

五、整理材料、专家论证

课题组指导调查组和县级操作员，整理采访资料，编辑采访视频和音频材料，审定修改上报项目，形成项目材料。

按照项目要求，课题组定期组织内科、针灸、外科、妇科、骨科、中药学等专业的专家召开了5次项目论证会，对上报平台的279个项目逐一进行了讨论，主要从专业性方面进行了审核，并提出了修改意见，最终确定210项目上传到西北分中心平台，确保了上报项目的质量。

六、接受北京专家督导

2014年12月，由中国中医科学院中国医史文献研究所王凤兰研究员带队的督导专家对甘肃省中医药调查项目进行了督导。专家组分别前往陇西和定西进行实地调研，并在兰州对所上报的项目进行实地督导，访谈项目申报人，参观诊疗场所。

最后，专家组听取了课题组汇报，提出了调查中存在的问题，形成了书面材料，汇报给北京国家中心。

七、调查成果

（一）初步完成甘肃省中医药传统知识调查研究

课题组搜集到14个市地的304项调查线索。进行筛选后，进行实地采访280项，整理调查数据后，上报平台279项。其中，单验方类230项（82.4%）、传统诊疗技术39项（14.1%）、传统制剂方法2项（0.7%）、中药炮制技艺2项（0.7%）、养生方法2项（0.7%）、其他类4项（1.4%），经西北分中心通过210项。最终，上报国家平台129项。

地域分布情况：兰州市：6项；庆阳市：93项；平凉市：34项；天水市：62项；陇南市：54项；酒泉市：3项；定西市：13项；武威市：4项；白银市：3项；张掖市：1项；甘南藏族自治州：10项。

此外，调查过程中共采集到采访音、视频100余GB，图片上千张，项目持有人提供的实物资料十余种。

（二）初步摸清家底

通过基层普查和实地调研，初步掌握了甘肃省部分地区的中医药传统知识存续的状况、分布区域、传承范围、传承脉络、源流衍变以及保存利用的历史和现状等，了解中医药传统知识传承与保护现状以及面临的问题，为更加全面、彻底进行中医药传统调查提供了基础材料。

（三）建立队伍

在课题实施过程中，建立了省、市、区县三级的中医药传统知识调查研究队伍。通过实地调查，实践并建立了适合甘肃省情中医药传统知识调查研究方法和工作流程。初步建立起甘肃省中医药传统知识保护研究的长效机制，以便持续地开展对中医药传统知识的调查研究、推广应用。

各　论

第一章　单验方

第一节　内科方

神消平胃散

项目名称　神消平胃散

持有人简历　王宽旺，男，汉族，天水秦安人，乡村执业医师。1962年生，出身世医家庭，其祖父、父亲为中医大夫，闻名乡里。高中毕业后开始研习《濒湖脉学》《医宗金鉴》《伤寒论》《寿世宝元》等医著。1987年在成县卫校进修两年，1989年在甘肃中医学院进修3年，取得了"甘肃省青年中医师培训学院"大专文凭。从医30余年，专于治疗胃痛、妇科崩漏等症，尤其擅长治疗风湿痹症、小儿厌食症、妇科带下病、小儿泄泻、脐风等。2010年被评为"天水市乡村名中医"。2011年被评为"甘肃省乡村名中医"。

处方来源　祖传

处方及用法　姜炒厚朴、陈皮、炒麦芽、紫苏梗、白芷、川芎、砂仁、麸炒苍术、藿香、醋制香附子、焦山楂、炙甘草、炮干姜、蒲公英等。

主治　脾胃虚寒型胃痛。

方解　胃为中土，以降为顺，与肝脾关系密切，胃痛以饮食伤胃与情志不畅为其主要病因，多病程迁延，反复发作，而脾胃虚损是其主要的病理基础，胃气郁滞又是其病机症结，临床多湿、寒、热兼杂，症候复杂，宜综合治疗。神消平胃散由四君子汤、丹参饮、香苏散化裁而成。以四君子汤培补脾胃，强壮温养，促进脾胃功能的恢复；以丹参饮通郁止痛，山楂、麦芽消食导滞，健脾开胃；陈皮、厚朴理气健脾燥湿；胃痛临床多见寒凝气滞，故以紫苏梗、配香附子疏肝散寒，合砂仁、木香以温中理气通滞；脾胃瘀滞运化失职，湿以内生，以藿香化湿醒胃；胃镜检查如见溃疡或黏膜糜烂等，酌加蒲公英，以清解热毒，促进溃疡愈合。诸药合用，具有培补脾胃，通郁止痛，理气通滞，散寒化湿，解毒生新之功效，切中胃痛病机症候特点。通过二十余年临床检验，证实其疗效肯定，不失为治疗胃痛较好的方剂。

肝病方

项目名称 肝病方

持有人简历 吴朝益，男，汉族，73岁，中医世家继承人。自幼随祖父、家父习医，继承家传医道，先后外出进修学习两次，吸取各家所长，不断提高临床诊疗水平。18岁拜陕西略阳名师李文参学习针灸、妇科、眼科。1965年拜康县名医冯正贤为师学习骨科。1968年跟随北京下乡医疗队学习。行医50余年，积累了丰富的临床经验，擅长治疗鹅掌风、肝病、带状疱疹、眼科疾病、骨科疾病、风湿性腰腿痛、宫血等。

处方来源 祖传

处方及用法 肝病早期用茵栀汤，由茵陈、栀子、板蓝根等13味药组成；中期用茵陈当归汤，由党参、白术、黄芪、茵陈、柴胡等20味药组成；后期使用龙胆玄参丸，由龙胆草、猪苓、陈皮等12味药共研细末，蜜和为丸。

胃脘痛1号方

项目名称 胃脘痛1号方

持有人简历 李梅，男，汉族，1949年出生，甘肃省瓜州县人，祖籍山西平鲁县。自幼随二叔范守元（原名李万全）学习中医药知识，得家传"胃脘痛1号方"等单验方。15岁时随叔叔在内蒙古河套地区行医司药，并曾在当地县办卫生学校系统学习中西医学知识，后支边西北，期间在兵团卫生队工作，在李万生（三叔）的指导下系统学习了西医内外科知识。并于1979年至1982年在河北中医学院函授班学习，中医专业大专毕业，现行医已50年，擅长中医药治疗肺病（哮喘、急慢性支气管炎、肺心病、肺炎）、肾病（急慢性肾炎、肾病综合征）、功能性胃肠病（急慢性胃炎、消化性溃疡、胃肠神经官能症）、骨关节病、妇科常见病及杂病、不孕不育症等。

处方来源 祖传

处方及用法

处方：动物药3种，植物药7种，10种药按君臣佐使配伍。配方及用量为核心技术秘密，不公开。5味药分别用米炒（增强药物功能、降低刺激性和毒性并有补中益气、健脾和胃、除烦止渴、止泻止痢作用）；1味药物用醋制，1味药物用酒制（酒、醋制后有助于有效成分的溶出而增强疗效），其他3味用生品（道地质优者）。在加工时严密控制操作环境的洁净度，相关设备包装容器、塞子等进行灭菌。药物炮制后混合粉碎成细粉，全部过五号筛，并含能通过六号筛不少于95%的粉末（五号筛80目，六号筛100目）；过筛再次混合分剂量→质量检查→包装（内服散剂）。

用法：装0.5g胶囊，每次2粒，1日2次，饭后口服；散剂冲服：1次1g，1日2次，饭后口服。

禁忌

1.用药时的药物禁忌：服本药时禁止服含有乌头类（川乌、草乌、附子）药物。2.儿童及老幼身弱者在本传承人的指导下服用。3.妊娠期及哺乳期妇女禁用。4.在服药期间，忌食生冷、辛热、油腻、腥膻、黏滑及有刺激性的食物。

主治　身体虚弱、先天不足、气虚血亏且肝胃不和、脾胃虚弱、瘀血阻滞所致的胃脘痛、连及两肋，嗳气、泛酸、胃痛出血、急慢性胃炎、糜烂性胃炎、胃出血、胃及十二指肠溃疡、萎缩性及增生性胃炎。

方解　胃脘痛1号方是家传古方，10味药从整体上论治本证胃脘痛，病机上从肝、脾、肾论证。

滋阴消渴方

项目名称　滋阴消渴方

持有人简历　陈光楷，男，汉族。1995年至1999年就读山东省泰安医学进修学院，2000年至2003年跟随三叔陈夫玖在洛门医院中医科侍诊，学习诊病心法。2004年至2008年随家父夫陈佑在自家诊所侍诊，学习诊病心法。2008年~2011年，就读于甘肃省中医学校，2012年9月考取中医助理医师资格证。

处方来源　祖传

处方及用法

处方：熟地、山茱萸、生山药、麦冬、五味子、石斛、北沙参、花粉、葛根、肉桂等。

用法：水煎服。先用武火煮沸后，再用文火煮20分钟，煎好后取汁160毫升一副煎两次，1日2次，早晚温服，每日1剂。

功能　滋补脾肾，生津敛阴。

主治病症　脾肾两虚之消渴症，证见口渴少津，多食体瘦，神疲乏力者，两脉沉细，舌干少津。

禁忌　肥、甘、醇酒厚味。肥者令人内热，甘者令人中满，故其气上溢，转为消渴。长期嗜酒，损伤脾胃，积热内蕴，化燥伤津。

临症加减

1. 口渴甚者，加知母、石膏、芦根。

2. 头晕、头痛，加天麻、枸杞、菊花、白蒺藜。

3. 身痒甚者，加苦参、地肤子、白鲜皮。

4. 胸闷气短，加丹参、毛冬青。

方解　该方为"甘肃古代十大名中医"之一的陈至义所创，后经第五代陈筮豫改良，收录于《甘肃中医验方集锦》第一集（甘肃人民出版社，1959年）。

消渴病为多发病，且病程漫长，病性复杂，其病理变化始终以阴虚燥热为主，经过精心辨证，灵活变通，临证加减，方可收到满意的疗效。消渴病虽有在肺、脾胃、肾的不同，但相互影响，如肺燥津伤，津液失于敷布，则脾不得濡养、肾精不得滋助，脾胃燥热偏盛，上可灼伤肺津、下可耗损肾阴，肾阴不足则阴虚火旺，亦可上灼肺胃，终至肺燥、胃热、脾虚、肾亏常可同时存在，而多饮、多食、多尿（三多）症状常可相互并见，精心辨证，可取捷效。

脑梗死方

项目名称　脑梗死方

持有人简历　陈锡珊，男，汉族，83岁，甘肃省文县人。自幼随父亲陈仲科学习传统中医药知识，得父亲传授内外科家传秘方。行医60余年，陈氏讲究辨证施治，通过脉诊和检查施以方药，疗效通常显著。陈锡珊继承发扬传统中医药传统知识，擅长治疗腰椎间盘突出、骨质增生、强直性脊柱炎等疾病。

处方来源　祖传

处方及用法　天竺黄、姜半夏、胆南星、陈皮等15味中草药组成，煎汤内服。

主治　主要治疗脑部供血不足、阻塞不通。脑出血者不可用。

治胃癌方

项目名称 治胃癌方

持有人简历 陈锡珊（见脑梗死方）

处方来源 祖传

处方及用法 人参、白术、浙贝母、乳香、没药等18味药组成，煎汤内服，7剂一疗程，一般需7~8个疗程。

主治 胃癌、食道癌、胃溃疡、浅表性胃炎、萎缩性胃炎、十二指肠球部溃疡。

疳积散

项目名称 疳积散

持有人简历 董建福，男，49岁，汉族，天水市人。其祖父、父亲都是当地乡村中医，自幼跟随学习，1989年开始行医，从医近30年，擅长中医内科、妇科病的诊治，2010年被评为"天水市乡村名中医"，甘肃省五级中医药师承教育工作指导老师。

处方来源 祖传

处方及用法

处方：山药、玉竹、白芍、草决明、使君子、苍术、白术、砂仁、鸡肝（选5年以上，男性用母鸡肝，女性用公鸡肝）等23味药。

用法：将按配方抓好的药物打成细粉。加入红糖约100克与药混匀搅拌，用锅蒸30分钟，取出备用。1天3次，1次1~2汤匙，早晨空腹服，小米粥送服。

主治 健脾扶正、养阴柔肝。主要用于肝炎，小儿营养及发育不良，生理性闭经等。

胃溃疡散

项目名称 胃溃疡散

持有人简历 曹昀，男，45岁，汉族。1989年至1992年就读于甘肃省中医院；1994年开始行医，今在华池县元城中心卫生院工作。

处方来源 祖传

处方及用法

处方：血竭300g、乌贼骨200g、煅瓦楞子200g、白芨100g、陈皮100g、白药120g、甘草100g、蒲公英200g、制大黄30g、三七粉100g。

用法：研细，饭前1小时冲服，每次10g，1日3次。

注意事项　服药期间停服其他一切药物，避免辛辣、油腻刺激性食物、不良精神刺激，调节饮食，规律作息，戒烟酒。

用方心得　依据中医学外感时邪、内伤饮食，湿热之邪壅滞肠胃中，气机不畅、传导失司等对本病的认识，在清热利湿、化瘀止血理论的指导下，使用该方可缓解患者的临床症状。

主治　消化性溃疡（胃溃疡为主）。

方解　大黄清热利湿，三七粉、白芨、血竭活血止血生肌，乌贼骨收敛，陈皮、白芍药化瘀止痛，全方具有活血、止痛、生肌、收敛之功效。

降压散

项目名称　降压散

持有人简历　董建福（见疳积散）

处方来源　祖传

处方及用法

处方：天冬、白芍、栀子、赤芍、丹参、川牛膝等12味药。

用法：单味药用石子在锅中炒热，混合后粉碎成粉末，再蒸半小时。开水冲服，1日2次，1次6g。7天1疗程。

主治　健脾柔肝、清肺化痰、补肾。主要用于原发性高血压病等。

治胆囊炎独一味方

项目名称　治胆囊炎独一味方

持有人简历　付安宁，男，汉族，47岁，甘肃省文县人。自幼随父亲付有明采药认药，学习传统中医药知识，得父亲传授肝胆疾病的家传秘方，并曾在石家庄北方卫生学校就读，大专学历，中医执业医师。在本县开办中医风湿骨病医院，行医25年，精通辨识、采收当地野生药材，擅长采用当地草药治疗腰椎间盘突出、骨质增生、强直性脊柱炎、风湿、皮肤、肝胆等疾病。

处方来源 祖传

处方及用法 本胆囊炎疗法基于付氏传承秘方，用当地产1味野生中药材，粉为细末，加入少许白酒制成3g重小丸，1次1丸、1日2次。一般患者5~7天即可愈。治疗禁忌：孕妇、感冒患者及体质虚弱者。

主治 胆气不舒型、胆腑郁热型、瘀阻胆络型胆囊炎。

甘氏添精固肾丸

项目名称 甘氏添精固肾丸

持有人简历 甘文源，男，83岁，汉族，甘肃省兰州市人，中医主治医师。自幼随父学医，为甘氏医学第三代传人。先后在兰州市中医院、兰州市第一人民医院、兰州市第二人民医院工作，"文革"期间下放到庆阳，后上调到兰州市城关区人民医院工作。退休后在甘文源诊所坐诊至今。行医60余年，被兰州市城关区政府授予"名中医"称号。擅长妇科病、不孕不育及脾胃等疾病的诊疗。

处方来源 祖传

处方及用法

处方：此方有24味药物组成，有党参、黄芪、熟地、女贞子、麦冬、五味子等。

用法：将药洗净烘干后研成细面，加工成水丸或蜜丸。每日早晚饭后内服6g，连服3个月为1个疗程。

主治 男子精子少、畸形多、活动力差、阳痿、早泄等。

方解 甘氏添精固肾丸方药主要针对男子婚后由于心肾不交、七情失调、湿热内蕴、饮食不节、心脾两虚、肾虚不藏精，先天禀赋不足等因素导致的精量少、畸形多、精子活力低、死精症，弱精症，性欲低下，性功能异常等疾病而导致的男子不育症。其组方以添精补肾药为主，和解脾胃药辅之，一般服用1个疗程后，精子数量与质量明显提高，2个疗程后，健康精子大幅度增加，达到受孕的目的。

醒脑汤

项目名称 醒脑汤

持有人简历 李晨光、男，天水市秦安县人。20世纪80年代开始行医，目前在乌鲁木齐市行医。

处方来源　祖传

处方及用法

处方：人参、佛手、香橼、甘草等13味药组成。用法：中药先泡30分钟，后大火煮沸后，改为小火再煮30分钟左右，1次200ml。

用法：每日1剂，分早晚2次温服。饭后服。

主治　用于治疗高血压、中风等。

消喘膏

项目名称　消喘膏

持有人简历　吴玲，女，汉族，现年48岁。中医针灸副主任医师，中国针灸学会脑病科学专业委员会第一、二届委员，中国针灸学会会员，甘肃省中医药师承教育工作县级指导老师，宕昌县第一批名老中医。

处方来源　师承

处方及用法

治疗方法：取肺俞、心俞、膈俞为主方，穴位贴敷若主方因皮损不能选用时取魄户、神堂、膈关，穴位注射配肾俞、足三里、艾灸配肾俞、天突、膻中、中脘、关元。

1.贴敷法：于每年"伏天"和"三九天"的第1天开始，10∶00~14∶00将已配好的消喘膏（白芥子、细辛、甘遂、洋金花等按比例研末后用姜汁调成软膏状），分别贴于已选好的穴位上，每穴2.0克，用胶布或伤湿膏固定4~6小时，小儿及过敏体质酌减，3次为1疗程，连贴3个疗程。贴敷期间适当休息，饮食清淡，忌烟酒、油腻、辛辣之品。

2.注射法：将核酪注射液、黄芪注射液各4ml（体弱者加ATP注射液2ml，心悸者加丹参注射液2ml），混合均匀，分别于所选穴位常规注射各0.5~1ml，于每次贴敷的第2天开始注射，连续7天为1次，3次为1疗程。

3.艾灸法：将鲜生姜切成厚度和直径均为2cm的薄片，并刺上小孔，分别置于所选穴位上，艾柱大小依个人体质而定，于穴注后施灸，每穴3壮，连续7天为1次，3次为1疗程。

主治　支气管哮喘。

方解　以前的穴贴法治疗哮喘病，粘贴处容易发泡，给患者造成了一定的痛苦和不便。经持有人将杨连德、田从豁老师治疗方案改良，打破常规的"冬病夏治"法，将"冬病夏治""穴位注射"和"冬病冬治"法融为一体，提高了临床疗效。

"针灸防治支气管哮喘的临床研究"曾获2005年"宕昌县科技进步奖";并以论文形式在《上海针灸杂志》2005年第4期上发表。

保肝解毒丸

项目名称 保肝解毒丸

持有人简历 杨德祥,58岁,男,汉族,庆城县庆城镇人。中医副主任医师。2003年任庆城县人民医院院长、书记,2007年任庆城县岐伯中医院院长。历任庆城县人民代表大会第十六届常务委员会委员,中国共产党庆阳市第三次代表大会代表,庆阳市岐黄研究会理事,甘肃省中医学会第五届理事会理事,甘肃省中医药五级师承教育指导老师。荣获庆阳市人民政府首届"庆阳十大名中医""中医世家传人",甘肃省卫生厅"甘肃省优秀医务工作者""甘肃省医德医风先进个人",甘肃省卫生厅、人事厅"甘肃省基层名中医""中医世家传人"等称号,从事中医临床工作三十多年,发表学术论文二十余篇,出版《岐伯与庆阳》等著作3部,获地、县科技进步奖5项。

处方来源 祖传

处方及用法:

处方:制附片30g、桂枝200g、肉桂100g、女贞子200g、茯苓200g、柴胡150g、甘草90g、黄芪200g、丹参200g、白芍150g、蜈蚣45条、虎杖120g、贯众150g、香附150g、苍术150g。

用法:制水丸,每次10g,每日3次,口服。

功效 温阳化湿,益气解毒。

禁忌 慢性乙型肝炎中、重度者,或有黄疸、腹水等明显并发症者不宜。

主治 慢性乙肝病毒携带者,慢性轻度肝炎。

康肝散

项目名称 康肝散

持有人简历 杨德祥(见保肝解毒丸)

处方来源 祖传

处方及用法

处方:高丽参60g、三七100g、鳖甲150g、桃仁60g、川芎60g、紫河车60g等。

用法：上药共研细末（或装入胶囊），每次3~5g，口服，每日3次。

功效　扶正益气，活血化瘀。

禁忌　慢性乙型肝炎中、重度者，或有明显并发症者。要中西医结合治疗，不能单独使用。

主治　慢性（轻、中度）肝炎。

六石镇肝汤

项目名称　六石镇肝汤

持有人简历　杨德祥（见保肝解毒丸）

处方来源　祖传

处方及用法

处方：珍珠母、龙骨、牡蛎各30~60g，磁石、代赭石、石决明各30~45g，半夏15g、枳实6g、竹茹6g、菊花10g、黄连10g，五味子、酸枣仁、夜交藤、百合、合欢皮、柴胡各15g，川芎10g。

用法：水煎服，每日1剂，分2次口服。

功效　重镇潜阳，平肝安神。

禁忌　有明显并发症的头痛患者不宜。

主治　内科疾病引起的各类头痛、眩晕症。

方解　六石镇肝汤是由珍珠母、龙骨、牡蛎等药物组成的汤剂，以重镇潜阳，平肝安神为主要功效，临床中根据患者症状进行辨证加减，用于治疗内科疾病引起的各类头痛、眩晕症。

益肾丸

项目名称　益肾丸

持有人简历　杨德祥（见保肝解毒丸）

处方来源　祖传

处方及用法

处方：芡实30g、党参10g、白术10g、茯苓10g、山药15g、金樱子30g、菟丝子30g、百合15g、枇杷叶10g、黄芪15g、杜仲10g、益母草15g、焦山楂10g、山茱萸10g、石苇10g、炙麻黄8g、甘草6g。

用法：水煎，每日1剂，分2~3次口服。

功效 补肾益气固涩。

禁忌 慢性肾病有严重并发症或肾功能不全者不宜。

主治 慢性肾小球肾炎。

益胃汤

项目名称 益胃汤

持有人简历 杨德祥（见保肝解毒丸）

处方来源 祖传

处方及用法

处方：苍术15g、山栀6g、川芎10g、建曲10g、香附15g、蒲公英15g、黄连10g、海螵蛸15g、木香10g、台乌15g、当归10g、白芍10g、桂枝10g、黄芪15g、柴胡15g、败酱草10g、甘草6g。

用法：水煎服，每日1剂，日服2~3次。

功效 利湿清热，调中和胃。

禁忌 上消化道出血者禁用。

主治 急、慢性胃炎，胃溃疡、十二指肠炎、十二指肠溃疡等。

养血安神汤

项目名称 养血安神汤

持有人简历 杨德祥（见保肝解毒丸）

处方来源 祖传

处方及用法

处方：党参10g、白术10g、茯苓10g、当归10g、白芍12g、川芎10g、熟地黄10g、柴胡15g、桂枝10g、五味子15g、黄芪12g、生牡蛎30g、生龙骨20g、夜交藤30g、百合15g、合欢皮15g。

用法：水煎，每日1剂，分2~3次口服。

功效 补气养血，宁心安神。

禁忌 重度失眠者宜中西医结合治疗。

主治 单纯性失眠，更年期综合征等。

黄疸型肝炎方

项目名称 黄疸型肝炎方

持有人简历 李生荣，男，汉族，60岁，庆阳市华池县人。1971年初中毕业，1972年至1973年下乡劳动自学中医古籍，1974年开始在城壕村上乡镇卫生站行医至今，擅长采用当地草药治疗中医内科杂病，尤以消化系统、皮肤病、肝病、肺病、腰痛等疾病为佳。

处方来源 祖传

处方及用法：

处方：枯矾3g、瓜蒂（选用直蒂）30~45g。

制作及服用方法：晒干，研细，1次壹分钱硬币量，1日2次，温开水冲服。

注意事项 本方药物为苦寒，有毒之品，不可久服。小儿脾胃虚弱，7岁以上方可使用。

主治 本方适用于早期黄疸型肝炎，患者主要以目黄、面黄为主，身黄不重的中老年人。

方解 李时珍曰：瓜蒂乃阳明经除湿热之药，故能引去胸脘痰涎，头目湿气，皮肤水气，黄疸湿热诸证。

益气除湿解毒汤

项目名称 益气除湿解毒汤

持有人简历 刘保平，男。毕业于甘肃中医学院。曾在北京市中医院进修。现就职于庄浪县中医院，从事临床工作，积累了丰富的临床经验。

处方来源 祖传

处方及用法 益气除湿解毒汤是以龙胆泻肝汤为基础方，加用黄芪、党参等以益气，加元胡、川楝子以活血理气，加车前子、茯苓、泽泻以利湿。

方解 益气除湿解毒汤是用于治疗带状疱疹的经验方。带状疱疹，中医名为"缠腰火丹"，是由水痘带状疱疹病毒引起的皮肤疱疹和神经根炎。益气除湿解毒汤是以龙胆泻肝汤为基础方，重用益气药，以达到治疗效果。

治肝病系列方

项目名称 治肝病系列方

持有人简历 潘有为，男，50岁，甘肃武山人，中医骨伤科副主任医师。从医30余年，擅长中医骨科、外科。1998年获"天水市跨世纪人才"荣誉称号。2013年评为"天水市级名中医"。

处方来源 祖传

处方及用法

处方：柴胡、白芍、山栀子、枳壳等18味药。

用法：中药泡1小时，武火煮沸改为文火煎30分钟。每日1剂，分早晚两次温服。1次200ml，1日2次。

主治 肝炎、肝硬化、腹水。

强肾追风散

项目名称 强肾追风散

持有人简历 蒲朝晖，男，汉族，天水市麦积区人，研究生学历，中西医结合主任医师。出身中医世家，先后获得"全国百姓放心示范医院优秀管理者""第五届中国改革百名优秀人物""甘肃省万名医师支援农村卫生工程优秀院长""甘肃省'555'创新人才工程人选""甘肃省中青年学术技术带头人"等称号。

蒲成哲，男，汉族，天水市麦积区人，专科学历，中医内科副主任医师。1991年开始行医至今。2014年获天水市"基层名中医"称号。

处方来源 祖传

处方及用法

处方：独活、桑寄生、仙灵脾、威灵仙、全蝎、蜈蚣、土鳖虫、蛴螂、僵蚕、鸡血藤等15味药。

用法：将按配方抓好的药物打成细粉。用量：黄酒冲服，1日2次，1次3g，若无过敏或不适症状可加至5g。

禁忌 妇女月经期，经量多停用，孕妇禁服。对异体蛋白过敏和湿热偏盛体质者慎用本品。

主治　补益肝肾、祛风散寒、活血通络。主要用于风湿性关节炎、类风湿性关节炎等。

蒲氏固本强肾丹

项目名称　蒲氏固本强肾丹

持有人简历　蒲朝晖（见强肾追风散），蒲成哲（见强肾追风散）

处方来源　祖传

处方及用法

处方：附子、紫河车、干鹿茸、三七、仙灵脾、菟丝子、桃仁、山萸肉、枸杞、何首乌、熟地等17味药。

用法：将按配方抓好的药物打成细粉。用量：淡盐水冲服，1日2次，1次3g，渐至5g。

禁忌　忌食生冷刺激性食物，上火、感冒时停用。孕妇及阴虚火旺体质者禁服。

主治　补益肝肾、调和气血、固本培元。适应于记忆力减退、易疲劳、性功能低下、失眠等患者。

自制祛风散

项目名称　自制祛风散

持有人简历　郭孔杰，男，汉族。1961年考入兰州大学化学系，后因家庭原因辍学，于1963年开始行医，擅长治疗各类型风湿关节炎及类风湿关节炎。2009年获得"甘肃省乡村名中医"称号，2014年将临证经验整理为《中医临证集锦》一书，由兰州大学出版社出版发行。

郭学璋，男，汉族，本科学历，副主任医师，先后在国家级、省级刊物发表论文十余篇，参与编写学术著作两部，参与完成省、市、县科研5项，2013年被合水县委、县政府评为"优秀拔尖人才"，2014年被庆阳市政府评为"优秀医院院长"。

处方来源　祖传

处方及用法

处方：金钱白花蛇、穿山甲、僵蚕、地龙、蜈蚣、全蝎等。

用法：每次3~5g，每日早晚各1次，空腹服，20天为1个疗程。

适应证　风痹后期保守治疗者。

功效 息风止痉，通络止痛。

加减 手脚凉重者，加制炮附片（先煎1小时）、制马钱子（3~5g）；湿重者，加忍冬藤；不肿不疼，下肢冰凉者加桂枝。

炮制方法 制马钱子，按照春5天、夏3天、秋7天、冬10天的原则埋于地下，待时间到，从土中取出，清水泡7天，剥皮，油炸至外表焦黄色；

方解 本方来源于持有人多年临床经验总结。痹症，乃风寒湿三气杂合而成，致使经脉闭塞不通，分为风痹、痛痹、湿痹三类，风痹治疗以祛风通络、散寒除湿为主。痛痹多有寒湿引起，又称为寒湿痹。湿痹多有湿热引起，故又称湿热痹。因此在临床上确立了审证求因，辨证论治的学术思想。

种子丹1号方

项目名称 种子丹1号方

持有人简历 杨福堂，男，汉族，37岁，平凉市崇信县人。自幼随父亲杨德贵学习中医知识，后上卫校，1998年进修平凉医学专科学院，1999年在本镇开办了杨氏中医诊所，在中医治疗不孕不育、男性病及慢性病等方面积累了丰富的临床经验。

处方来源 祖传

处方及用法 香附米、益母草、醋制焦艾叶、当归身、炒白芍、熟地、川芎、陈皮、姜半夏、土炒白术、白茯苓、酒丹皮、元胡、川断、没药、麦冬、吴茱萸、炙草、盐小香等。

主治： 不孕不育。

种子丹2号方

项目名称 种子丹2号方

持有人简历 杨福堂（见种子丹1号方）

处方来源 祖传

处方及用法 主要由熟九地、鹿茸片、菟丝子、山茱萸、肉苁蓉、炒山药、怀牛膝、鳖甲、朱砂、天冬、麦冬、蜜五味子、故纸、柏子仁、茯苓、醋小香、盐杜仲、枸杞、沉香、党参、蜜菖蒲、巴吉子、当归身、首乌等组成。

主治： 不孕不育。

种子丹3号方

项目名称　种子丹3号方

持有人简历　杨福堂（见种子丹1号方）

处方来源　祖传

处方及用法　香附米、益母草、阿胶、艾叶、当归、白芍、生地、川芎、陈皮、半夏、茯苓、白术、黄芩、丹皮、吴茱萸、元胡、小茴香、续断、麦冬、生草等。

主治：不孕不育。

左氏阑尾宁1、2号方

项目名称　左氏阑尾宁1、2号方

持有人简历　左存哥，男，汉族，1949年生，初中文化学历，乡村医师。16岁时跟随原乔川卫生所所长赵仲海、老中医王永固学习中医，后又遍访名师，如兰州的马宏亮、北京的黄可、河北的孙吉生等名家。结合各家之长，形成了自己的临证思想，擅长治疗中风、黄疸、不孕不育、烧烫伤、皮肤病、腰椎颈椎、面瘫、心脏病、风湿、类风湿、肺结核、便秘、妇科杂症、乳腺增生、痔疮、肠痈等疾病。

左鑫，男，汉族，1977年生，大专学历。18岁开始在父亲的教导下，开始接触中医，继承了家传水泛丸制作工艺和中药材的炮制技艺，目前在中医药治疗中风、面瘫、皮肤病、烧烫伤、痔疮、颈椎、腰椎等疾病方面较为擅长。

处方来源　祖传

处方及用法

处方：附子、酒大黄、枳实、姜厚朴、木香、赤芍、金银花、连翘、蒲公英等十多味纯中药，采取家族传承水泛丸工艺制成水泛丸供患者服用。

用法：每次6g，饭后服用，1日3次，服用期间忌生、冷、辛、辣等刺激性食物，7天为1个疗程，一般半个疗程后疼痛减轻，2个疗程后基本痊愈。

主治：左氏阑尾宁号，1号为阑尾炎初期用药，即未化脓之前。2号为阑尾炎后期用药，即已化脓且疼痛难忍时用药。

左氏面瘫扶正丸

项目名称　左氏面瘫扶正丸

持有人简历　左存哥，左鑫（见左氏阑尾宁1、2号方）

处方来源　祖传

处方及用法

处方：天麻、钩丁、伸筋草、金银花、秦艽、当归、川芎、防风、菊花、蝉蜕、炙党参等药物，采取家族传承水泛丸工艺制成水泛丸供患者服用。

用法：成人每次服用6g，饭后服用，一日2~3次，15日为1个疗程，一般在服用6~8个疗程后基本痊愈。

注意事项　服药期间严禁吃辛辣酸等食物。孕妇、儿童、感冒发热病人严禁服用（儿童需要治疗时可进行另外的方剂）。用药期间严禁用电脑、手机、电视等设备上网、看电视，因其辐射对治疗有一定的影响（此病治疗的最佳时期为发病起两个月之内，发病半年以后开始治疗就会有口形不正等后遗症，半年以上治疗难度增加，治痊几率有很大程度降低）。

主治　中风邪致口眼歪斜、眼睛迎风流泪、面部神经麻痹、嚼食和饮水不自如，语言含糊不清等症状的患者而开发的纯中药药物制剂。

左氏养心丸

项目名称　左氏养心丸

持有人简历　左存哥，左鑫（见左氏阑尾宁1、2号方）

处方来源　祖传

处方及用法

处方：附子、干姜、红参、丹参、柴胡、五味子、桔梗、枳壳等十多味中药配制，采取家族传承水泛丸工艺制成水泛丸供患者服用。

用法：每次6g，1日2至3次，饭后服用，1个月为1个疗程，一般在病人服用2个疗程后，病情得到控制，4个疗程后即可好转，后可再进行维持治疗，一年以后基本摆脱药物的治疗。

禁忌　在治疗期间严禁刺激性食物，如辛、辣、咸味食物，戒烟戒酒。

主治　本方剂以"益气养血、祛瘀生新、舒通血脉"为治疗原则进行立方。左氏养心丸，是针对患有心脏病中阳气不振，心脉心络受阻，流而不畅所产生的心脏方面的病变，主要为现今西医所指的冠心病，证见胸闷气短，痛引肩背，头晕耳鸣、心悸、面色苍白，食欲不振，倦怠无力等症状的患者而治疗的药物，主要是为了取代患者对西药依赖，在防止病情理一步恶化的同时从而达到巩固治愈的目的。

徐氏1号方

项目名称　徐氏1号方

持有人简历　王峰，男，汉族。2001年毕业后在合水县人民医院工作，2006年开始在西峰李晓春综合门诊部坐诊，2008年至2012年在段家集卫生院工作。2011年获得合水县乡镇卫生院先进个人称号。

处方来源　师承

处方及用法

处方：共有2味药，生鸡蛋1个，斑蝥（有毒，去头）；

用法：鸡蛋打口，把斑蝥放鸡蛋口内，蒸熟，1次1个鸡蛋、1个斑蝥。

主治：乙性病毒性肝炎。

徐氏2号方

项目名称　徐氏2号方

持有人简历　王峰（见徐氏1号方）

处方来源　师承

处方及用法

处方：共11味中药，主要药物有厚朴5g、三棱3g、莪术3g、白胡椒8g、蝉蜕9g、桑白皮10g、元胡9g、生山楂10g、香附子20g、壁虎1个（瓦片焙干）、鸡蛋1个。

用法：11味药水煎服，1日1次。

方解　本方所用鸡蛋1个，多考虑为药引，其余药物组成的主要功效为活血破气，健脾宣肺，因其病源相对较少，故该项目持有人现在临床中无具体案例可验。

主治：淋巴瘤。

徐氏3号方

项目名称　徐氏3号方

持有人简历　王峰（见徐氏1号方）

处方来源　师承

处方及用法

处方：红糖5g、白醋50g，

用法：混合加热，1日2次。

临床应用情况　病重者，配合针刺肩井穴。

主治　脑梗死。

乌贼骨散

项目名称　乌贼骨散

持有人简历　王贵子，男，汉族，中共党员，甘肃省清水县王河乡人，生于1943年9月25日。1970年清水卫校毕业，1973年至今在王河村卫生室工作，2011年评为"甘肃省乡村名老中医"，在长期的工作中积累了丰富的临床经验，在实践中总结出胃病的治疗方法。

处方来源　自创

处方及用法

处方：乌贼骨30g、当归12g、五灵脂9g、元胡9g、石决明9g、贝母12g、乳香12g、没药9g、肉桂6g、黄连3g、旱三七15g。

用法：用砂锅炒黄，研成细末，饭前一小勺（约3g）。

主治　胃及十二指肠溃疡。

固气利湿汤

项目名称　固气利湿汤

持有人简历　王明山，男，汉族，于1968年行医，至今40余年。擅长治疗不孕不育、心脑血管等疾病，曾多次受到华池县卫生局奖励，并分别于1990年、1995年获得华池县模范乡镇卫生院长称号。

处方来源　祖传

处方及用法　本方共10余味，主要药物有黄芪（30~50g）、山药、萆薢、薏苡仁、黄柏、桂枝（15~20g）、车前子、炙甘草等。

主治　治疗女性经西医抗生素治疗反复发作的、顽固性附件炎。

方解　本病病机辨证为正气不固，寒湿下注。黄芪、山药具有补益肝肾的作用，桂枝具有温通经络，散寒止痛的功效，其余药物具有清利湿气的功效。

柴胡清胆汤

项目名称　柴胡清胆汤

持有人简历　张德成，男，汉族，甘肃省泾川县人，大专文化，中医内科主任医师。自幼受父亲熏陶热爱中医，1979年被上级组织批准吸收为"甘肃省200名中医药带徒人"之一，跟父亲学医，尽得其家传。2000年获得泾川县委、县政府"十佳医务工作者"称号，2002年被平凉市卫生局授予"中医重点专科肝病学科带头人"称号，2012年被甘肃省卫生厅人社厅授予"甘肃省基层名中医"称号，行医30余年，继承祖辈经验，擅长运用中医中药治疗内科常见病、多发病、疑难杂症，尤其对腰椎骨质增生、胆囊炎胆石症及小儿疳症的治疗。

处方来源　祖传

处方及用法

处方：柴胡、黄芩、木香、泽兰、大黄、元胡、川楝子、枳实、半夏、党参、郁金、甘草、生姜等为组方。

煎服法：头煎加水600ml，冷水浸过药面，浸透后再煎煮，煮沸后改用小火，煎25分钟，取汁200ml。二煎开水煎煮，加水500ml，小火慢煎25分钟，取汁200ml。两煎兑匀，滤清除淀，分3次1日服完。

注意事项

1. 服药期间禁食鸡蛋、肉食、韭菜等食物。

2. 个别患者有大便稀溏之症，停药消失。

主治　胁痛时引至肩背部、伴口干苦、恶心呕吐、大便秘结、全身无力、不思饮食等症，属现代医学胆囊炎胆石症。

消疳醒脾汤

项目名称　消疳醒脾汤

持有人简历　张德成（见柴胡清胆汤）

处方来源　祖传

处方及用法

处方：僵蚕、防风、胡黄连、莪术、枳实、鸡内金、丹皮、白术、茯苓、连翘等中药组成。

煎服方法：头煎以冷水浸过药面，浸透后再煎，煮沸后改用小火，煎20分钟取汁80ml。二煎开水煎20分钟，取汁70ml。两煎兑匀，滤清除淀，分3次1日服完。

注意事项　服药后大便次数增多，便溏，停药后自行消失，禁服止泻药。

主治　小儿乳积、食积、小儿消化不良、夜啼、盗汗等症。

消骨乌蛇汤

项目名称　消骨乌蛇汤

持有人简历　张德成（见柴胡清胆汤）

处方来源　祖传

处方及用法

处方：乌蛇、骨碎补、蜈蚣、桃仁、红花、苏木、当归、川断、木瓜、杜仲、牛膝、三七、土元、茯苓、乳香等药物组成。

煎服法：三七另包，研末冲服。余药冷水700ml浸泡30分钟，浸透后再煎煮，煮沸后改用小火，煎30分钟，取汁250ml、二煎开水煎煮，加水600ml，小火慢煎30分钟，取汁250ml。两煎兑匀，滤清除淀，分3次1日服完。药渣用棉布包裹，热敷腰部30分钟。

主治　腰痛、腰椎骨质增生、腰椎间盘突出。临床主要表现为腰痛，疼时引至下肢，似有放电感，不能转侧行走活动受限。

槐花汤

项目名称　槐花汤

持有人简介 赵清荣，男，汉族，48岁，合水县人，中级职称。1983年初中毕业，跟随父亲学习中医，后在合水县太莪乡邢坪村卫生行医，至今30余年，擅长治疗皮肤病，曾于2014年获得"合水县十佳村医"称号。

处方来源 祖传

处方及用法 共4味药物，生槐花20g，豨莶草20g，夏枯草20g，龙胆草10g。随证加减，每日1剂，至血压稳定。

主治 老年性高血压

方解 本方槐花这味药采自于庆阳地区，多生用，与传统槐花炒炭使用有别，其生槐花降压效果更佳。当血压高于240/110~140mmHg，头晕、头胀、腰膝无力症状明显时，前3味药物最大剂量可加到30g；血压控制稳定，熬制中药不方便时，可用生槐花、豨莶草（自家树上摘取）泡茶饮用1~2月，但不能经常服用。

双天并补汤

项目名称 双天并补汤

持有人简历 王兆宏，男，汉族，41岁，天水市武山县人。自幼受祖父影响，对中医颇感兴趣，经常听祖父背汤头歌诀，耳濡目染，对中医产生浓厚的兴趣。1993年进入甘肃中医学院中医专业学习，后跟师曹健文主任学习。1997年开始行医，擅长疑难杂症、心脏病方面的诊治，有较为丰富的经验，形成了一定的中医特色治疗体系。2011年到鸳鸯村卫生室工作至今。

处方来源 师承

处方及用法

处方：党参15g、山药15g、菟丝子9g、破故纸9g、甘草6g、郁金9g、白芍9g等，随证加减。

用法：水煎服，中药先泡1小时，大火煮沸后小火再煎30分钟，1日2次，1次200ml，温服。15日1疗程。

主治 气血亏虚、脾肾阳虚慢性心功能不全

方解 本方可益气养血、温养心脾、温补肾阳。心功能衰弱者加干姜、附子、肉桂；四肢肿胀者加牛膝；全身酸痛者加桂枝、秦艽、苍术；失眠多梦者加生龙骨、生牡蛎；肿甚尿不利者加猪苓、泽泻。

熄风化痰定痫散

项目名称 熄风化痰定痫散

持有人简历 周宁，字晓奇，44岁，汉族，甘肃省甘谷县人。祖上中医世家，父亲周武德18岁行医，85岁辞世，医术颇有业绩。幼得父传，承颂祖业。1990年在天水职校医士班三年学习，1992跟随父亲学习，用方药或针灸治疗疑难杂症。1996年在西坪卫生院工作，2008调到金山中心卫生院工作，2012年参加全国第四次中药材资源普查工作，同年参加编写《常用中药材应用与栽培》一书，2013年参加并通过了甘肃省民间中医资格考试，2014年荣获卫生系统先进个人。

处方来源 祖传

处方及用法

处方：山药60g、当归50g、白芍60g、甘草30g、天麻40g、半夏30g、钩藤50g、全蝎20g、僵蚕20g、磁石30g、蜈蚣4条、白花蛇3条等组成。

用法：本方药，杵细，1日2次，1次3g，开水冲服或炼蜜为丸。

功用 健脾化痰，熄风止痫，交通心肾。

使用注意 避免劳累过度及精神刺激，保持心情舒畅。羊肉、酒浆等燥热之品，应当禁忌。

主治 癫痫，发作前常有眩晕，头昏，胸闷，突然跌倒，神志不清，抽搐吐涎，或尖叫与二便失禁；发作日久，健忘，心悸，腰膝酸软，神疲乏力，苔白腻，脉细弱。

方解 方中山药补脾胃，强肾固精，脾健运则不生痰；当归补血、活血，使血归其所，亦有"治风先治血"之理；白芍、甘草，酸甘，"敛阴缓急"；天麻、半夏化痰，熄风止痉，不致风痰上扰；全蝎定风，使各种风药直达病所；蜈蚣熄风镇痉，三者合用互相增强治疗效果；钩藤熄肝风，定惊痫，止抽搐；白花蛇搜风活络，治一切风邪，前人有"能内走脏腑，外彻皮肤，透骨搜风，截惊定搐"的经验记载，磁石有定志安神，镇纳少阴上浮之火，使心肾相交，本方在临证时宜辨证加减。

甘氏避疫散

项目名称 甘氏避疫散

持有人简介 甘德成，男，43岁，汉族，甘肃省兰州市人，中医内科副主任医师。行医20余年，兰州市人大代表、兰州市中医师承指导老师、获得"甘肃群众喜爱的中青年名中医"称号。曾担任兰州市城关区人民医院业务副院长9年，城关区政府授予"名中医"称号，学科带头人，擅长老年病、呼吸及妇科疾病的诊疗。

处方来源　祖传

处方及用法

处方：由藿香、香薷、草果、苍术、枳壳、桔梗等组成。

用法：将药洗净烘干后研为细面，外用时取适量吸入鼻内。

主治　在较短时间内广泛蔓延的传染病，如流行性感冒、脑膜炎、猪流感以及鼻渊等疾病。

方解　该方由甘氏中医世家创始人甘定田所创制的"雷公辟瘟散"演化而来，该方原以预防春瘟，是甘氏根据西北干旱、高寒的地域特点而研制的，后人加以化裁，用途扩大。

补肺止咳膏

项目名称　补肺止咳膏

持有人简介　李国达，男。1985年在平凉卫校学习中医专业；1988年毕业后在朱店卫生院从事临床工作，1995年在兰州军区总院进修心血管疾病，在兰大二院进修大内科，1996年至1998年任朱店卫生院院长。擅长心脑血管疾病、焦虑、抑郁、失眠等疾病的诊治。

处方来源　祖传

处方及用法

处方：蛤蚧、杏仁、桃仁、核桃仁、白果、麻黄、前胡、射干等。

用法：将中药按一定的比例配伍后打成粉末，取食用猪油小火炼制去除杂质，生蜂蜜小火炼制去水，然后将三者混合制成膏状，服用方便。用法用量：1次1勺，1天2次。

方解　方中蛤蚧益肾补肺，定咳止喘；杏仁、桃仁止咳平喘；核桃仁补肾、温肺、润肠；白果入肺经，益脾气，定咳喘；麻黄宣肺平喘，发汗解表，利水消肿；前胡、射干降气化痰；生蜂蜜润肺止咳；食用猪油补虚润燥，润肺解毒。该方补肾以强肾主纳气之功，润肺以平喘。

主治　慢性气管炎，慢性肺气肿。

蔡氏眼科经验组方

项目名称　蔡氏眼科经验组方

持有人简介　蔡全意，男，58岁，天水市秦安县人，中医内科主任医师。出身于中医世家，毕业于甘肃省中医学院，1981年分配到秦安县人民医院工作，2007年荣获秦安县"十佳医生"光荣称号，2009年被评为"天水市市级名中医"，擅长中医内科、妇科、外感病、肝病、肾病等的诊治。

处方来源　祖传

处方及用法

1. 除温化毒汤加减

适应证：初起单双蛾及风火喉病

处方：葛根12g、薄荷10g、牛蒡子10g、连翘10g、金银花15g、元参15g、生地15g、蝉蜕5g、贝母10g，甘草6g等。

用法：每日1剂，水煎服，饭后频频服用。

2. 神功辟邪汤

适应证：单双蛾重症

处方：葛根10g、贝母10g、僵蚕10g、生地15g、麦冬10g、蝉蜕10g、牛蒡子10g、连翘10g、黄芩10g、金银花10g、马勃（纱布包）10g。生青果三个为引，如无生青果，可用霜桑叶6g为引。

用法：每日1剂，水煎服。

3. 神仙活命饮

适应证：单双蛾重症

处方：龙胆草10g、贝母10g、僵蚕10g、生石膏30g、生地15g、茯苓15g、金银花15g、黄芩9g、车前子（另包）10g、木通9g、马勃（纱布包）9g。霜桑叶10g为引。

用法：水煎服，重者日服2~3剂。

4. 龙虎二仙汤

适应证：单双蛾重症，亦可用于白喉

处方：龙胆草9g、生地30g、元参15g、犀角（今用水牛角，另包先煎）24g、黄连9g、黄芩15g、牛蒡子12g、僵蚕15g、马勃（纱布包）12g、板蓝根12g、生栀子9g、知母12g、生石膏30g、木通12g、生甘草3g、大青果5个。粳米150g为引。

用法：水煎服。

5. 荆防汤加减

适应证：眼白珠红，微痛者。

处方：荆芥10g、蔓荆子10g、赤芍10g、川芎6g、防风10g、车前子（另包）10g、菊花10g、生地12g、青箱子10g、蝉蜕6g、甘草3g。淡竹叶2g为引。

用法：水煎服，饭后服，若眼大角红肿者，加黄芩10g，木通3g。

6. 凉血散火汤

适应证：眼白珠尽红，肿痛，生眵流泪羞明者。

处方：生地15g、丹皮10g、赤芍10g、黄芩10g、防风10g、荆芥10g、当归尾10g、蝉蜕6g、柴胡10g、蔓荆子10g、车前子（另包）10g。

用法：水煎服，饭后服，1日1剂。

如伴有头痛恶风或发热者，加羌活6g；如眼痛不可忍或口渴者，加酒炒川黄连6g；如肿不消，红不褪者，加红花3g。

7. 养血散火汤

适应证：眼小角淡红或赤者

处方：生地12g、丹皮6g、赤芍10g、当归身10g、草决明10g、酒白芍10g、防风6g、荆芥6g、青箱子10g、川芎6g、菊花12g、茯苓10g、车前子（另包）10g、甘草3g。

用法：水煎服，若服此药红痛俱愈，但看物不明，去荆芥，防风，加沙苑子（淡盐水炒）10g，菟丝子10g，熟地12g。

8. 泻肝汤

适应证：适用于眼黑珠周围红者，或痛极，或微痛。

处方：柴胡10g、防风6g、荆芥6g、川芎6g、当归尾6g、赤芍6g、菊花10g、山栀子（酒炒）10g、青皮6g、车前子（另包）10g。淡竹叶3g为引。

用法：若痛甚者加黄芩10g，服此痛不减，口渴加龙胆草6g。

9. 搜风散

适应证：眼弦作痒及烂者。

处方：防风6g、荆芥6g、葳蕤仁10g、刺蒺藜10g、菊花10g、蝉蜕6g、谷精草10g、赤芍10g、车前子（另包）10g、甘草3g，加老生姜1片。淡竹叶3g为引。

用法：水煎服，饭后服。

外洗处方：羌活10g、防风10g、胆矾1.5g、霜桑叶10g、水煎熏洗或用白矾放热水浸融，常在痒处轻轻频擦。

10. 加味导赤散

适应证：眼赤脉一条贯瞳仁者。

处方：生地12g、木通6g、甘草3g、当归尾6g、赤芍6g、防风6g、荆芥6g、车前子（另包）10g、黄芩（酒炒）6g、柴胡10g。淡竹叶3g为引。

用法：水煎服，饭后服。

11. 开郁汤

适应证：眼睛不红不肿而痛者。

处方：柴胡10g、青皮10g、香附（酒炒）10g、青葙子10g、防风9g、荆芥6g、草决明10g、车前子（另包）10g、川芎6g、焦栀子9g。生姜1片为引。

用法：水煎服，饭后服。

黑珠夜暮痛者加夏枯草12g，如有红丝者加当归尾10g，生地12g。

12. 加减拔云散

适应证：眼睛黑珠有云翳，眼角红及有赤丝者。

处方：防风9g、荆芥6g、蝉蜕6g、柴胡10g、车前子（另包）10g、木贼10g、当归尾10g、黄芩10g、青葙子10g、赤芍10g、菊花10g、生地12g。生姜1片为引。

用法：水煎服，饭后服。

13. 迎风下泪方

处方：防风6g、荆芥10g、草决明10g、蔓荆子6g、当归身10g、菊花10g、葳蕤仁10g、车前子（另包）10g、白芍10g、丹皮10g、甘草3g。淡竹叶3g为引。

用法：水煎服，饭后服。

如有赤丝者加酒炒黄芩10g，刺蒺藜10g。

14. 鸡肝煎

适应证：小儿夜盲症。

处方：夜明砂3g、车前子（另包）3g、草决明3g、谷精草3g、石决明3g、木贼3g、鸡肝1具。

用法：药和鸡肝同水煎后，先吃鸡肝，后服汤药。

方解：蔡氏眼科验方组方载于《天水市老中医经验选》第二辑，由蔡氏中医世家第四代传人蔡兰松总结，蔡全意继承发扬。

治牙痛方

项目名称　治牙痛方

持有人简介　蔡全意（见蔡氏眼科验方）

处方来源　祖传

处方及用法

处方：石膏30g、防风9g、荆芥穗9g、青皮9g、生地15g、丹皮9g、薄荷9g、甘草6g。

加减：下右牙痛属大肠火，加大黄6g、桔梗6g；

　　　　上右牙痛属肺火，加黄芩6g、桔梗6g；

　　　　下左牙痛属肝火，加柴胡6g、山栀子6g；

　　　　上左牙痛属胆火，加羌活6g、龙胆草6g；

　　　　下两旁牙痛属脾火，加焦白术6g、白芷6g；

　　　　上两旁牙痛属胃火，加川芎6g、白芷6g；

　　　　下前门牙痛属肾火，加黄柏6g、知母6g；

　　　　上前门牙痛属心火，加黄连6g、寸冬6g；

　　　　如面肿风热，加地骨皮9g、五加皮6g；

　　　　如牙痛、痛满口腔，合并头痛，加用石膏，孕妇不用大黄，俱用灯芯草为引。

用法：中药先泡30分钟，后大火煮沸改为小火再煮30分钟左右，1次200ml。每日1剂，分早晚2次温服。饭后服。

方解　该方载于《天水市老中医经验选》第二辑，由蔡氏中医世家第四代传人蔡兰松总结，蔡全意继承发扬。

牙周炎方

项目名称　牙周炎方

持有人简介　霍拓琪，男，汉族。2006年毕业于甘肃中医学院，后就诊于草峰中心卫生院，从事临床工作。2010年调至崆峒区卫生局，从事农村卫生管理工作。

处方来源　祖传

处方及用法

牙周炎方以一个基础方为主，通过辨证论治，按五脏分型，加减用药治疗民间所说的

"火牙"即"牙周炎"的经验方。其基础方组成为：丹皮、当归、青皮、石膏、荆芥、防风、升麻、生地、连翘。

治疗时将牙齿分为上门牙、上旁牙、上柱牙、下旁牙、下柱牙五部分，再根据疼痛部位按五脏分型，例如上门牙痛即提示有心火，上旁牙痛即提示有胃火。辨证清楚后，在主方基础上加减2~3味药，一般情况下服用2副药后即可取得不错的疗效。

龙酒祛风活血散

项目名称 龙酒祛风活血散

持有人简介 曹隆凤，女，34岁，汉族。自幼家传中医，2008年起在西和县行医至今。继承祖传掌握"龙酒祛风活血散"制法。

处方来源：祖传

处方及用法 蜈蚣、蝎子、酒等，用纯粮食酒炮制，药力能快速地作用至患处，但对皮肤有破损的患者禁用。

主治 各种腰腿痛，手足麻木，口眼歪斜，语言不利，半身不遂等。

失音方

项目名称 失音方

持有人简介 陈海珍（见乳腺纤维瘤方）

处方来源 祖传

处方及用法 胖大海、麦冬、玄参、黄连、夏枯草等9味药组成。汤剂内服。

主治 声带损伤，也可治疗慢性咽炎。

核桃杏仁蜂蜜膏

项目名称 核桃杏仁蜂蜜膏

持有人简介 杜仲平，男，汉族，54岁，本科学历，中医内科副主任医师。1982年起从事临床诊疗工作，在急慢性肾炎、系统性红斑狼疮、糖尿病、晚期肿瘤带瘤生存、不孕不育症及皮肤性病等治疗方面积累了丰富的临床经验。目前是"平凉市名中医""平凉市重点中医学科带头人""平凉市医德医风先进个人"。

处方来源： 民间

处方及用法　核桃、杏仁、贝母粉、五味子粉、蜂蜜。将蜂蜜适当加热后，放入杏仁（去皮尖）、核桃仁、贝母粉、五味子粉充分搅拌炼炙至熟存放。每日取30~50g开水兑匀食服。

方解　核桃仁甘温，归肺、肾、大肠经，补肾温肺、补气养血、润燥化痰、益命门，利三焦，温肺润肠，可治疗虚寒咳嗽，肺肾不足、肾不纳气所致的虚喘证；杏仁苦、微温，有小毒，本品主入肺经，味苦降泄，肃降兼宣发肺气而能止咳平喘，为治咳喘之要药；贝母粉当以川贝母为最妙，因其以甘味为主，性偏于润，有清热化痰、润肺止咳、散结消肿之效；五味子味酸收敛，甘温而润，能上敛肺气，下滋肾阴，为治疗久咳虚喘之要药；蜂蜜甘平，归肺、脾、大肠经，既能补气益肺、补中，又能润肺止咳，还可补土生金。五药合用制成膏剂，其味香甜微酸，其性温和，其效润肺止咳、化痰平喘、健脑补肾，对防治慢支、肺气肿等慢性肺病具有良好的效果。

乌药养生粥

项目名称　乌药养生粥

持有人简介　杜仲平（见核桃杏仁蜂蜜膏）

处方来源　民间

处方及用法　乌药（乌头、附子）、党参、黄芪、甘草、黄豆、莜麦等食材佐料熬制的传统养生药膳。

选当地自产乌药，炮制漂洗干净，撞去黑皮，置锅内文火久煎，反复扬汤搅转，去其辛麻苦味毒性。煮沸4~5小时待药绵汤浓后，加党参、黄芪、大枣、甘草、黄豆、莜麦等佐料食材再煮10小时以上，待粥黏、绵、苦、香俱全，出锅置瓮中即成。

每晨取适量加水煮沸泡干粮或油饼即食。

方解　乌药养生粥（华亭人所称乌药实为中药乌头、附子，多为草乌，并非台乌）为华亭民间流传的一种传统养生药膳，历史悠久，已无法追溯其源头，但最盛于近代。1950年前后，每逢冬季，除每家每户煮食外，城乡街头有专门经营乌药粥的茶点小摊，嗜食者以乌药粥泡油饼为早点，胜过当时的羊肉泡馍。近年来，随着人民群众生活习惯和保健意识的转变，吃乌药粥的习俗日趋淡化，但沿关山一带仍有保留。

乌药养生粥其味苦香甘润，其性温热，其效温中散寒，补虚壮阳，舒筋活络，坚阴固表，益气养血。老者常服阴平阳秘、精神矍铄，冬季户外活动眉须不结冰；少者常服气血旺盛，不知疲倦，进山打柴不穿棉衣。

麻蛋汤

项目名称 麻蛋汤

持有人简介 韩贵州，男。1973年在甘肃省中医学校学习，1976年毕业后就业于朱店卫生院从事临床工作，1986年至庄浪县中医院。擅长内科疾病的诊治，对伤寒论有一定的研究。

处方来源 祖传

处方及用法 麻黄、花椒、生姜、鸡蛋、辣椒柄、葱白、红糖。

若感冒症见无汗，则重用麻黄；多汗则麻黄减量；感冒伴阳虚体质者，重用生姜、葱白；平素身体虚弱者，重用红糖、鸡蛋；感冒症见全身疼痛者，加白附子、葛根；阴虚者，加玉竹；气虚者加黄芪。

主治 感冒初期。

红眼病方

项目名称 红眼病方

持有人简介 吴朝益（见肝病方）

处方来源 师承

处方及用法

处方：生地20g、丹皮10g、赤芍15g、木贼12g、柴胡12g、菊花10g、龙胆草6g、栀子10g、连翘10g、蝉衣五个（去腿）、蛇蜕6g、茜草10g、车前子6g。

用法：冷水煎服（忌铁器煎药），每日3次，饭后半小时服。外用滴眼液由野生山葡萄汁等3味药取汁，每日3次。

主治 沙眼、红眼病。

猪脑丸

项目名称 猪脑丸

持有人简介 唐天义，男，1973年生。自小随父学医，采药，认药，得父亲传授猪脑治疗慢性头疼的祖传秘方制法。后又在平凉卫生校就读，中专学历，持有乡村医生证书，在本村及本镇开诊所20余年。

处方来源　祖传

处方及用法　猪脑1个，以健康的猪脑新鲜为好，病猪不可，鸡蛋2个。猪脑清水洗净，去掉红丝，把鸡蛋打碎和猪脑一齐压碎和匀，放猪油两小勺快炒成丸，起锅时，放入酱油，不加香料和盐，温吃，隔天吃一次，连吃两周。

主治　慢性头痛

方解　猪脑：性寒，味甘，入肝、肾经，具有滋阴润燥，益精补髓之功效。猪脑、鸡蛋均为血肉有情之品，可达到迅速进补的作用。

生 发 散

项目名称　生发散

持有人简介　闫孝奎，男，汉族，79岁，赤脚医生。1956年参军行医，1967年因患结节性脉管炎而复原回乡，之后为合水县段家集乡枣洼村、王庄村赤脚医生。

处方来源　祖传

处方及用法　其配方分为口服剂型和外用剂型。口服药剂以旱莲草（炙）、山药（炒）、毛姜（炙）、霜桑叶（炒）、黑芝麻（炒）、生地（炙）等多种中草药加工制成粉剂，水煎服用。外用药剂以毛姜（炙）、赤小豆、白矾、经过研磨，水适量煮熟，晒干，与凡士林混合外用。

主治　脱发，尤其治疗青年人秃顶疗效显著。

羊 脑 汤

项目名称　羊脑汤

持有人简介　赵光华，男，主治医师。1988年毕业后就业于白水中心卫生院，后于2008年至草峰中心卫生院从事临床工作，行医近30年，临床经验丰富。

处方来源　师承

处方及用法　羊脑1个，枸杞子30~50g，可根据个人口味放入少量姜末、葱末、花椒祛除腥味。

主治　亚健康人群，症见：疲乏、劳累。

方解　羊脑味甘、性温，归心、肝、肾经，有补虚健脑、润肤的功效；枸杞子，性甘、平，归肝、肾经，有滋补肝肾，益精明目的功效。羊脑与枸杞合用有补虚温阳的功效。

加味蛋黄油

项目名称　加味蛋黄油

持有人简介　朱建新，男，中医内科主任医师，就职于庄浪县中医院。擅长于治疗心脑血管疾病。1987年毕业于甘肃省中医学校，后在甘肃中医学院，中国医科大学继续学习深造，长期从事临床工作至今积累了丰富的临床经验。

处方来源　自创

处方及用法

处方：本方是在原有蛋黄油的基础上加入白芨、冰片等药物。

用法：消毒患处后将加味蛋黄油涂抹于患处，用纱布包裹，每2日换1次药，7~14天为1个疗程。

主治　加味蛋黄油用于治疗压力性溃疡、糖尿病性足大疱、糖尿病足、外阴溃疡等疾病。

第二节　外科方

"万顺马"

项目名称　"万顺马"

持有人简历　马光祖，男，回族，67岁，小学毕业，甘肃省天水市秦安县人。自幼随父亲马真卿采药、认药，学习中医学，得父亲传授家传治疗银屑病等单验方，开诊所行医20余年，擅长采用当地野生中草药治疗鼻出血、皮肤病等疾病。

马小花，女，回族，44岁，初中毕业，甘肃秦安县人。随父亲马光祖学医5年，擅长治疗银屑病、鼻出血、扁平疣、妇科病（囊肿、肌瘤）等疾病。

处方来源　祖传

处方及用法

内服：为3种自采当地野生草药（药名不详，只采集本地南山上），按季节自采，取杂草，晒干，各种草药按比例加工成细粉，深加工成水丸。每粒约重0.2g，成人量（1次2粒），1天1次（晚饭后服用），2个月为1疗程，一般治疗2~3个疗程病情明显好转，儿童用量减半。

外用：3种草药：药名不详（只采集本地南山上），3种中药：大青叶、三七等。3种中药：晒干，取杂草，按比例再熬制成水剂，过滤。3种草药：鲜草药取杂草按比例鲜榨成汁，过滤。中药水剂和草药汁：按比例相组合配用（加入特定药物保存）。每天3~5次（棉签蘸药水涂抹患处），2个月为1疗程，一般治疗2~3疗程病情明显好转。

禁忌 孕妇禁用，用药期间禁止饮酒。

主治 银屑病、牛皮癣。

方解 内服方清热、解毒、凉血；外用方败毒、杀菌、止痒。

"万顺马" 治鼻出血方

项目名称 "万顺马"治鼻出血方

持有人简历 马小花（见"万顺马"）

处方来源 祖传

处方及用法

"万顺马"治鼻出血方，内服加外用。

内服：7味中药：侧柏叶（炒）、三七、大黄、小蓟等，5味草药（药名不详，只采集本地南山上），各种中药和草药晒干，取杂草按比例加工成粉，炼蜜加工成丸剂。1日3次（饭后服用），5天为1疗程，一般1~2个疗程治愈，儿童用量减半。

外用：2种草药（药名不详），1种中药（血余炭），将各种中药和草药加工成粉，加入红霉素软膏加工成专用膏剂。对急性鼻出血病人，用医用棉球蘸黄豆大小的专用药膏堵塞鼻孔2小时，一般1次止血。

主治 内服方：因"内火攻心、风热感冒、鼻腔内毛细血管破裂、血小板减少"而引起的鼻出血。外用方：因急性鼻腔内毛细血管破裂的患者。

方解 内服方功效：清热、解毒、凉血、止血。外用方功效：止血、收缩鼻黏膜血管。

蒲氏强力化痔丸

项目名称　蒲氏强力化痔丸

持有人简历　蒲朝晖（见强肾追风散），蒲成哲（见强肾追风散）

处方来源　祖传

处方及用法

处方：酒大黄、槐角、生侧柏叶、麸炒枳壳、归尾、金银花、炒地榆等14味药，随证加减。

用法：此方为内服方，上述药物按配方打成细粉，按比例配蜜，制成蜜丸，1丸约18g。另可配合艾叶、花椒、仙鹤草等药物水煎外洗。

主治　内痔、外痔、混合痔、便秘、肛裂及肛瘘。

方解　该方可清热解毒、消肿止痛、化瘀止血、通便散结。

骨质增生外洗方

项目名称　骨质增生外洗方

持有人简介　董建福（见疳积散）

处方来源　祖传

处方及用法

处方：生川乌10g、生草乌10g、松香6g、细辛5g、生半夏10g、生大黄，骨碎补，归尾，红花等17味药，随证加减。

用法：上述药物按配方打成细粉，装入布袋，煎汤熏洗。1剂洗3天。

主治　止痛，主要用于骨质增生引起的疼痛。

外痔散

项目名称　外痔散

持有人简介　董建福（见疳积散）

处方来源　祖传

处方及用法　花椒、乌梅、红花等7味药，将7味药混合、粉碎蒸40分钟，坐浴外洗，

1天1次，1次100g，3次1疗程。效佳用量可减至80g，效果不明显者，可适当增加药量，最大可增至150g。

主治 外痔、肛周脓肿、肛周湿疮。

方解 外痔散，以花椒、乌梅、红花等7味药物组成，可祛湿、活血。

冰片烧伤膏

项目名称 冰片烧伤膏

持有人简历 董满生，甘肃省甘南州舟曲县人，1984年至1987年在甘肃省中医学校就读，1987年至2014年在舟曲县峰迭镇卫生院从事中医内科工作，2002年取得中医主治医师资格。

处方来源 祖传

处方及用法 冰片、鸡蛋清、生菜籽油（或香油）、生蜂蜜、生大黄粉、贯众灰，将上药各取10g拌匀涂患处。

主治 各种轻、中度烧烫伤。

方解 本方止痛抗炎效果明显。一般轻度烧伤可完全不用西药，用冰片烧伤膏涂几次就可痊愈。

脚气散

项目名称 脚气散

持有人简历 董顺举，男，45岁，汉族，天水市麦积区人，出身中医世家。1992年毕业于天水职业技术学校，行医20余年，擅长中医外科、妇科的诊治。

处方来源 祖传

处方及用法 苦参、地肤子等4味药，4味药按比例与75%酒精按照1:2的比例混合后密封浸泡3个月，外用。1天2次，涂擦患处，7天1疗程。

主治 脚气。

方解 脚气散，以苦参、地肤子等4味药物组成，外用可杀虫止痒、清热利湿。

烧伤散

项目名称 烧伤散

持有人简历 董顺举（见脚气散）

处方来源 祖传

处方及用法 生地榆、生大黄、生石膏等7味药，单味药炮制后混合磨成粉，用时按比例与香油调和，外用。2天1次，用纱布包裹，10天1疗程。

主治 浅度烧伤。

方解 烧伤散，外用可清热凉血、散瘀止痛。

生肌烫烧膏

项目名称 生肌烫烧膏

持有人简历 贾海姣，42岁，男，汉族，甘肃环县人。自幼随家父学医，1994年开始行医，擅长内儿科疾病的治疗，例如烫伤、心脑血管、胃肠疾等病。2011年获得庆阳市"中医药师承教育指导老师"。

处方来源 祖传

处方及用法 生肌烫伤膏为贾氏自制药，包由柏子仁等2味药组成。

用前将药物充分摇匀，涂抹于伤口，1天涂抹5~6次，保持伤口湿润，一般浅Ⅱ度烫伤需用药20天，深Ⅱ度烫伤则需要用药30天，疗效好，不留疤痕。

主治 烫伤、化学灼伤、电灼伤、褥疮。

方解 生肌止痛、祛腐。

颉氏烧伤膏

项目名称 颉氏烧伤膏

持有人简历 颉维平，男，1968年生，甘肃省天水市甘谷县人，1988年毕业于甘谷卫校。自幼师从祖父、父亲从事烧伤、烫伤的诊治，致力于"颉氏烧伤膏"的创新与应用推广，积累了丰富的烧伤、烫伤临床诊疗经验。

处方来源 祖传

处方及用法 "颉氏烧伤膏"其主要成分以当归、黄柏、象皮、血竭、大黄、冰片等。

主治 各种烧、烫伤、溃烂、化脓等证。用于Ⅰ~Ⅱ度烧烫伤；局部皮肤红斑水肿或水疱，溃破糜烂，或继发感染，疮口久不愈合者；卧床过久褥疮，皮色暗红，糜烂，流黄水者。

外用，涂敷患处。一般烧伤，经清洗创面后可直接敷药或敷1层含药纱布。如无感染，可不换药，直至痊愈；感染的深度烧伤创面，经过清创处理，涂敷该品或敷盖含有该品的纱布，有祛腐、生肌功效。为了引流创面腐物和加快创面愈合，可结合浸浴痂软脱落，并注意每日换药1次。敷药后包扎与否，应视具体情况而定。

方解 该烧伤膏广泛用于蒸汽、沸水、滚油、钢水、天然气、电、药物及放射性引起的等多种烧伤，烫伤，腐蚀伤等。

特点

1.敷药后立即止痛，创面渗液逐渐减少，并可免服其他止痛药。

2.促进创面愈合，缩短疗程。

3.小面积Ⅲ度烧伤可不植皮，创面愈合好，无明显瘢痕，不致发生挛缩畸形。

4.感染的深度烧伤创面，有加快祛腐、生肌的作用。

5.有较强的杀菌能力，敷药后可防治败血症。

痔疮膏

项目名称 痔疮膏

持有人简历 付安宁（见治胆囊炎独一味方）

处方来源 祖传

处方及用法 当地及周边产的野生植物中药材单方，粉碎后加水和丸（指腹大小）塞入肛门，一般2~3次治愈，重则10余次即愈，不出血，1月后掉痂。用药期间忌食辛辣、刺激食物。

主治 内痔、外痔、混合痔。

方解 痔疮膏经代代相传，并持续临床应用，其配方、制作方法、用法等内容不断调整优化，逐渐趋于稳定，疗效显著，有治愈率高，不易复发等特点。

神经性皮炎方

项目名称 神经性皮炎方

持有人简历 倪德明，男，汉族，1943年生，甘肃省天水市清水县人。1957年至今在清水县红堡镇倪徐村卫生室工作。1959年当选为甘肃省卫生协会会员，1994年取得甘肃省中医学徒出师证，2011年被评为"甘肃省乡村名中医"。在长期的医疗实践中积累了丰富的临床经验。擅长运用中医理论辨证论治皮肤病、老年病。

处方来源 祖传

处方及用法

内服方：当归10g、生地10g、赤芍10g、连翘6g、石膏10g（先煎）、牛蒡子6g、丹皮6g、白鲜皮6g、蝉衣6g、蛇床子6g、紫草6g、天花粉6g、白术10g、生甘草3g。上药水煎服，每日1剂，分2~3次，（饭后30分钟服用）。

外洗方：蛇床子50g、地肤子50g、苦参30g、防风20g、荆芥20g、栀子15g、上药加清水300ml煎煮，去渣取汁，待稍温时以干棉签蘸取擦洗患处，每日3~6次。

主治 神经性皮炎。

方解 内服方：清热祛湿，活血化瘀；外洗方：清热燥湿，祛风止痒，内服加外洗，标本兼治，疗效确切。

清肠美肤冲剂

项目名称 清肠美肤冲剂

持有人简历 蒲成哲（见强肾追风散）

处方来源 祖传

处方及用法 野菊花、炒莱菔子、辛夷花、当归等5味药，上述药物按配方打成细粉，按比例配蜜，制成蜜丸，1丸约20g，内服，1日2次，1次1丸。

主治 便秘（特别是老年习惯性便秘），黄褐斑。

方解 清肠美肤冲剂，具有润肠通便、降压调脂、祛斑美容作用。

带状疱疹内服外用方

项目名称 带状疱疹内服外用方

持有人简历 吴朝益（见肝病方）

处方来源 祖传

处方及用法 以龙骨等3味药研细，以鸡蛋清调和，用烙法将带状疱疹挑破，里面水液挤出，将配好的药物外敷，配以金银花、白菊花、板蓝根12味药煎汤内服。

主治 带状疱疹。

方解 带状疱疹常伴剧痛难忍，带状疱疹内服外用方极大程度上减轻患者痛苦。烙法是将铜板烧热，将体内毒邪祛陈，患者疼痛便缓解，再用内服外敷药物合力而治。

鹅掌风方

项目名称 鹅掌风方

持有人简历 吴朝益（见肝病方）

处方来源 祖传

处方及用法 紫花地丁、全荆芥、艾叶、地肤子等12味药组成，煎好先熏后洗，1天1次，3副药可煎洗15天，15日基本痊愈。

主治 鹅掌风。

方解 鹅掌风方以祛腐生肌、燥湿止痒为法，本方起效快、疗程短、治愈后不复发。

吴大胆

项目名称 吴大胆

持有人简历 曹昀（见胃溃疡散）

处方来源 祖传

处方及用法 药物组成：吴茱萸，大黄，制胆南星。3种药物配伍比例：8∶4∶2。

制作方法：研细，食醋调成面块状。

用法：晚间睡前调敷双足涌泉穴，用纱布固定，晨起取下放置，可重复使用3天。

主治 治疗化脓性扁桃体炎，鹅口疮。

左氏皮肤康复丸（水）

项目名称　左氏皮肤康复丸（水）

持有人简历　左存哥，左鑫（见左氏阑尾宁1、2号方）

处方来源　祖传

处方及用法　皮肤康复水纯中药制剂，配合选用羌活、防风、黄连、黄柏、荆芥、当归、黄芪、苍术、生地、炙知母等15味中药材配制成的水丸，1次服用6g，每日2~3次，饭后服用，20天为1个疗程，3~5个疗程即可痊愈。

注意事项　治疗期间，皮肤严禁接触化学制剂，如肥皂、香皂、农药、化纤材料的衣物等，禁食辛辣、咸食物。

主治　皮肤病证见皮肤瘙痒，溃烂，干裂，结痂成块或已成黑紫色，裂口流脓，手肢活动不自如等症状；风疹、隐疹、荨麻疹等病。

方解　左氏皮肤康复丸（水）以"祛风活血、祛瘀生新、解毒生肌"为治疗原则，以中医藏象理论为指导，认为"肝藏血、脾统血、肺主皮毛"，治疗应调理肝脾，行气理肺，同时加用祛风、生肌的药物，选用羌活、防风、黄连、黄柏、荆芥、当归、黄芪、苍术、生地、炙知母等15味中药材配制而成，水泛为丸。

治癣疮经验方

项目名称　治癣疮经验方

持有人简历　付安宁（见治胆囊炎独一味方）

处方来源　祖传

处方及用法　薄荷油、樟脑、苦丹木等药物按比例调和，外涂患处，1日3次，忌食辛辣、刺激性食物。

主治　恶疮（脓疱疮等）、顽癣（牛皮癣、手足癣等）。

方解　本方清热解毒，行气和血、祛风止痒。

面瘫散

项目名称　面瘫散

持有人简历 王向东，男，汉族，1982年生，行医14年。自幼受祖父治病救人影响，跟随祖父学习中医药，后又进入正规院校系统学习，擅长用中医药治疗一些常见多发病及疑难杂症。

处方来源 祖传

处方及用法 生姜、乳香、制附子等5味药组成，并配合西药。以上诸药，以2∶2∶1等比例混合，研成粉末，先用生姜涂擦皮肤或用神灯烤15分钟，然后用开水将匀好的中药和西药（中药西药之比20∶1），敷于患处，从太阳穴到颊车穴，再用神灯烤面部30分钟，用纱布固定，12小时后揭下。外敷1次20克左右，1日1次，15天1疗程。

主治 面瘫。

外痔熏洗方

项目名称 外痔熏洗方

持有人简历 杨亚斌，男，汉族，1975年生，副主任药师。1997年毕业于兰州医学院药学专科专业，2012年毕业于兰州医学院临床医学系本科专业。在静宁县威戎中心卫生院工作至今，获得2011—2012年度甘肃省卫生系统卫生统计"先进个人"荣誉称号；2013年甘肃省"医德医风先进个人"称号；"三羊苁蓉归胶囊治疗颈椎间盘突出症"获得平凉市科技鉴定"省内领先水平"。

王旭峰，男，汉族，1971年生，大学本科学历，中医内科副主任医师。1991年毕业于平凉卫校，2009年于甘肃中医学院取得中医学大专学历，2013年于甘肃中医学院取得中医学专升本学历。从事中医内科临床工作22年，不断总结经验，2009年被省卫生厅评为甘肃省"优秀乡村医务工作者"荣誉称号。

王徐洲，男，汉族。2007年毕业于平凉医专临床医学专业，在静宁县仁大中心卫生院从事临床工作至今。

处方来源 祖传

处方及用法

处方：本方为单味方剂，野棉花根，剂量为100g。

用法 野棉花根用1000ml凉水浸泡1小时，用武火煎沸后，改文火慢煎30分钟。然后将药汁倒入盆中，熏蒸肛门部位，再用毛巾浸汁热敷局部，后坐浴。每次治疗时间30分钟。每天早晚各1次，7天为1个疗程。

注意事项

1. 先熏后浸洗，以免烫伤皮肤。

2. 坐浴盆以选用搪瓷盆或陶瓷盆为宜。

3. 熏洗前应排空大便，先用清水洗净粪便残渣，然后中药熏洗。

主治 外痔。

生发酒

项目名称 生发酒

持有人简介 董建福（见疳积散）

处方来源 祖传

处方及用法

处方：核桃仁、侧柏叶、红花、胡麻等9味药。

用法：侧柏叶先蒸40分钟以上，其他中药生用，白酒浸泡，密封10天后即可外用涂擦患处。用量：每日3~5次，不分疗程，痊愈即止。

第三节　妇科方

乳癖散结汤

项目名称 乳癖散结汤

持有人简历 李卓玲，女，汉族，1964年生，中医内科副主任医师。1984年毕业于平凉卫校中医专业，1989年获得陕西中医学院大专学历。先后在静宁县人民医院中医内科，静宁县中医院内科工作，对中医内科、妇科疾病有独特的治疗经验。2002年被平凉市卫生局授予"优秀中医师"称号；2006年被县委政府评为卫生工作先进个人；2010年被评为第二批"平凉市名中医"；2012年被评为"甘肃省基层名中医"。

处方来源 祖传

处方及用法 柴胡15g、白芍12g、郁金10g、海藻15g、昆布15g、当归尾10g、夏枯草10g、穿山甲10g、山慈姑15g、桔梗10g等。根据病情随症加减，每日1剂。

主治　乳腺增生

方解　《灵枢·经脉篇》指出足厥阴肝经的循行部位是"循股阴，入毛中，过阴器，抵少腹，挟胃，属肝，络胆，上贯膈，布胸胁。"女子以肝为先天，肝藏血，主疏泄，体阴而用阳，易于怫郁。故治以疏肝理气，调畅气机为主，兼以活血化瘀，疏通乳络，化痰软坚，消肿散结。方中柴胡、白芍疏肝理气，郁金、当归尾化瘀通络，夏枯草清肝泄热，穿山甲、山慈姑、桔梗软坚散结，行气止痛。根据病情随症加减，诸药合用使肿块消失，疗效显著，值得推广。

白带方

项目名称　白带方

持有人简历　董顺举（见脚气散）

处方来源　祖传

处方及用法　薏苡仁、山药、金樱子、芡实、龙骨、牡蛎、炒黄柏等18味药，水煎服，1天3次，1天1剂，6天1疗程。

主治　带下病。

方解　本方可燥湿止带；主要用于带下病，如有赤带加地榆。

乳腺纤维瘤方

项目名称　乳腺纤维瘤方

持有人简历　陈海珍，男，汉族，甘肃文县人。自幼随父亲陈锡珊学习传统中医药知识，得父亲传授内、外科家传秘方。20世纪80年代起在玉坪村行医至今，擅长治疗妇、儿科疾病。

处方来源　祖传

处方及用法　丝瓜络、橘络、青皮、海藻、昆布、斑蝥（干炒，一副药3只约1g）等16味药组成，水煎服，7剂1疗程，2~3个疗程见效。

主治　乳腺纤维瘤。

消乳方

项目名称 消乳方

持有人简历 董顺举（见脚气散）

处方来源 祖传

处方及用法

处方：路路通、当归、赤芍、王不留行、香附、丹皮、穿山甲等15味中药。

用法：上药浸泡30分钟，武火煮沸后，改文火再煮30分钟，1次200ml，1天2次，1天1剂，10天1疗程。一般服用3个疗程。

主治 乳腺增生、子宫肌瘤。

方解 本方消肿止痛、软坚散结，主要用于乳腺增生、子宫肌瘤。

子宫肌瘤方

项目名称 子宫肌瘤方

持有人简历 董顺举（见脚气散）

处方来源 祖传

处方及用法

处方：皂角刺、苏木、益母草、当归、川芎、赤芍、鳖甲、鸡内金等18味药。

用法：水煎服，1次200ml，1日1剂，1日3次。15天1疗程。常规3个疗程痊愈。

主治 子宫肌瘤、卵巢囊肿。

方解 该方由其祖父所传方改良，以消肿止痛、软坚散结，主要用于子宫肌瘤、卵巢囊肿。

消乳散

项目名称 消乳散

持有人简历 韩启明，男，全国优秀乡村医生。20世纪70年代随父行医至今40余年，积累了丰富的临床经验。

处方来源 祖传

处方及用法 韩氏所传治疗乳腺增生经验方共3种，分别为内服的通乳散、消痈散及外敷的消乳散。对于轻度乳腺增生如Ⅰ、Ⅱ期增生，按疗程服药可达到治愈的效果。服用时除口服中药汤剂外，可将残留的药渣用布包裹敷于患处，疗效更佳；临床上需根据乳腺增生的临床表现及严重程度，使用不同的经验方。

消乳散为外敷药物，使用时将中药按一定比例配伍后制成散剂，使用时可用蜂蜜、黄酒调和敷于患处。该方临床应用近百年，疗效显著，对于轻度乳腺增生如Ⅰ、Ⅱ期增生，配合口服药物可达到治愈的效果。

主治 乳腺增生。

蒲氏乳癖散

项目名称 蒲氏乳癖散

持有人简历 蒲朝晖（见强肾追风散），蒲成哲（见强肾追风散）

处方来源 祖传

处方及用法

处方：柴胡、当归、枸杞、赤芍、蒲公英、炒橘核、山慈姑、路路通、丹参等16味药，随症加减。

用法：按配方将药物打成细粉，开水冲服，1日2次，1次6~9g。25天为1疗程。

主治 乳腺增生。（经期亦可服用）。

方解 本方可调补肝肾、疏肝健脾、软坚散结、散瘀止痛，主要用于乳腺增生（经期亦可服用）。

崩漏方

项目名称 崩漏方

持有人简历 吴朝益（见肝病方）

处方来源 祖传

处方及用法

Ⅰ号方：《益母白芍汤》组成：白芍15g、当归12g、炒吴茱萸10g、广木香6g等7味。

Ⅱ号方：《生芩地榆汤》组成：生地15g、白术12g、当归15g、柴胡10g、黄连9g、地榆25g等9味。

主治 崩漏。

方解 崩漏是指妇女非周期性子宫出血，其发病急骤，暴下如注，大量出血者为"崩"；病势缓，出血量少，淋漓不绝者为"漏"。崩与漏虽出血情况不同，但在发病过程中两者常互相转化，如崩血量渐少，可能转化为漏，漏势发展又可能变为崩，故临床多以崩漏并称。青春期和更年期妇女多见。崩漏失血过多，就会出现面色苍白、唇色淡白、头晕目眩等一系列贫血征象。崩漏方为系列方，崩漏Ⅰ号方由生地、益母草等7味药组成；崩漏Ⅱ号方由白术、当归、吴茱萸等9味组成，治以益气止血通经。

强氏妇科脐贴灵

项目名称 强氏妇科脐贴灵

持有人简历 强兰荟，女，合水县何家畔乡人，1956年生，中专学历。1976年结业于庆阳卫校，1978年至1992年在庆城县赤城卫生院任妇幼保健员，1994年在合水县何家畔街道开设惠仁堂中医妇科门诊部，擅长诊治各种妇科常见病及疑难病。自创由纯中药组成的"妇科脐贴灵"外用制剂，对治疗痛经、月经不调、宫颈炎、附件炎、盆腔炎等疾病疗效甚佳。在不孕症、习惯性流产、子宫内膜异位症、盆腔炎、子宫肌腺病及各种产后病治疗方面亦有独到之处。

处方来源 祖传

处方及用法 由乳香、没药、血竭、蛇床子等中草药粉碎制成膏贴。

主治 盆腔炎、附件炎、月经不调、带下、痛经、崩漏、子宫脱垂等妇科疾病。

方解 脐，位于腹部正中凹陷处，中医称脐中为"神阙"，脐居正中，如门之阙，神通先天。《经穴名的考察》指出，"神"乃心灵生命力，"阙"是君主居城之门，可见，神阙穴是生命力居住的地方。当胎儿在母体中生长、发育时，均依靠脐带的供血和营养输送，以维持胎儿的生命活动，所以古代中医学家把脐看作先天之本、生命之本源，故称之神阙。由此可看出脐（神阙穴）的特殊性和重要性，为生命的根本。《难经·六十六难》曰："脐下肾间动气者，人之生命也，十二经之根本也。"神阙穴位于大腹中央的脐部，为先天之命蒂，后天之气舍，介于中下焦之间，所以为经气的汇海，五脏六腑之本，并且神阙穴和人体重要的经脉、五脏六腑相互联系、相通，从而使它能通过其特殊性而起到独特的治疗作用。强氏妇科脐贴灵专门用于治疗妇科病，诸药相合使气达血行脉通，从而达到攻补兼施的目的，临床应用安全，施于脐部局部组织内的药物浓度显著高于其血液浓度，故发挥作用充分，局部疗效明显优于内治，且取效迅速，适应证广，多种药物配伍，利用相互间的协同或抵抗作用，提高了疗效，减少了不良反应，使用安全，毒副作用少。

左氏乳腺消痞丸

项目名称 左氏乳腺消痞丸

持有人简历 左存哥，左鑫（见左氏阑尾宁1、2号方）

处方来源 祖传

处方及用法 当归、川芎、防风、金银花、黄芪、陈皮、皂刺、川楝子等10多味药物，水泛为丸，1次4~6g，每日2次，饭后服用，服药期间忌食辛辣等刺激食物，以15天1个疗程，7至8个疗程即可痊愈。

主治 妇女乳腺结核，乳腺良性肿瘤，乳腺肿块等疾病。

方解 左氏乳腺消痞丸，针对妇女乳腺结核，乳腺良性肿瘤、乳腺肿块等疾病的纯中药制剂。以"行气止痛，活血化瘀，散结消肿"为治疗原则。

不孕不育三联疗法

项目名称 不孕不育三联疗法

持有人简历 王明山（见固气利湿汤）

处方来源 祖传

处方及用法 主要药物有仙茅、巴戟天、仙灵脾、鹿角胶、龟板胶等。上药水煎服，经后三期药物分别服用5、4、10副，中间无间隔。

主治 不孕不育。

方解 本方着眼于妇女月经周期生理规律，针对妇女经期结束后，从刺激卵泡发育、促排卵、维持黄体功能的思路出发，创制了不孕不育三联疗法。经期以调经活血为主，经后分3个步骤，一期促进卵泡形成，二期促排卵，三期维持黄体功能。调经活血应用中医基础方剂，但未形成固定方剂。在促卵泡形成期，审患者体质，偏阴虚，或偏阳虚。

第四节　儿科方

消疳散

项目名称　消疳散

持有人简历　张遵博，男，汉族，庆阳市华池县城壕乡人，中专学历。自幼随祖父学习中医，乡村医生，执业助理医师。行医30余年，擅长治疗皮肤、消化、妇儿各种慢性疑难病。2012年参加庆阳市中医世家评选活动，发表"活血化瘀法临床应用心得"论文1篇，荣获庆阳市三代中医世家称号。

处方来源　祖传

处方及用法

处方：苍术20g、炒建曲20g、枳实20g、盐炒小茴香20g、焦山楂20g、炒枳壳20g、甘草20g、麦麸炒鸡内金20g、焦麦芽15g、姜厚朴15g、陈皮15g、醋制绿矾30g、大枣50g（去核炒焦）、制硫黄30g等。

用法：用鸡蛋1个，将鸡蛋顶端打1小孔，倒掉蛋清，将鸡蛋黄用竹筷搅匀，然后把消疳散导入蛋黄内共搅，蛋壳顶端用发酵面团搓成薄片。将蛋壳小孔封闭，勿令漏气，把鸡蛋破口处朝上置草木灰上（做饭时草木烧过的热灰上煨至鸡蛋黄熟透）。

用量：7岁以下儿童，每日0.5~2g；7岁以上儿童2~3g。每早空腹服1个，15天为1疗程（注：轻者使用1个疗程可获效。重者使用1疗程后，停用1周，开始第2疗程。）最多服用4个疗程即可治愈。

也可将适量药粉置入发酵后的适量面饼内，烙成微焦的薄饼酌量食用（注：不能耐受中药味的患儿不宜使用。外感热病，急性肠胃炎等急性病患儿在服药期间应停止使用）。

主治　儿童中度营养不良。

方解　选药组方奇特，其他药物的选用历代屡见不鲜，独硫黄一味与萝卜同制用于方中，补火助阳温脾通便以消阴积，配绿矾补血益阴。古云："一阴一阳、造化之妙二药合用，使阳气充、阴气运、脾胃和、诸症瘥"。理论思想精辟：面不华、气不足、阳亦不足，故形体不充，为遣药组方奠定了强有力的理论依据。

止泻方

项目名称　止泻方

持有人简历　杨德祥（见保肝解毒丸）。

处方来源　祖传

处方及用法

处方：方药组成：车前子（包）30g、白术10g、苍术10g、川朴10g、黄连6g、丁香6g、元桂6g、罂粟壳3g、吴茱萸6g、炮姜6g、五味子15g、白豆蔻6g。

用法：水煎服，每日1剂，每剂服3~4次。

功效　分利除湿，温中止泻。

禁忌　痢疾，感染性肠炎禁用。

主治　6个月至7岁的儿童各种单纯性腹泻。

小儿消化不良方

项目名称　小儿消化不良方

持有人简历　陈海珍（见乳腺纤维瘤方）

处方来源　祖传

处方及用法　由莲子、芡实、白芷、薏苡仁等12味药组成，煎汤内服。

主治　腹泻症夹杂厌食、腹痛。

祛风散

项目名称　祛风散

持有人简历　王向东（见面瘫散）

处方来源　祖传

处方及用法

处方：紫苏、钩藤、炒僵蚕、木香等8味药组成。

用法：以上诸药，等份混合，研成粉末，开水冲服。若小儿惊风可加琥珀。

年龄限制：新生儿至5岁以下。新生儿1g左右，5岁孩童3g左右，1日2次。

主治 小儿夜啼、消化不良，小儿脐风。

预防小儿脐风方

项目名称 预防小儿脐风方

持有人简历 陆世风，男，汉族，66岁，大专学历，主治医师，是庆阳陆氏中医第四代传人。自幼受祖父、父亲熏陶，好文嗜医。18岁跟随家父陆大成学习中医，20岁参加临床工作。擅长治疗中医内科、妇科疾病，尤擅治疗萎缩性胃炎、高血压及前列腺炎合并癃闭。

祖方来源 祖传

处方及用法

处方：由生地、当归、川芎、赤芍、桃仁、红花、甘草、黄连、黄芩各1g，大黄1.5g，防风1g、生白术2g，蒲公英3克g等组成。若小儿惊风可加琥珀。

用法：在小儿初生未哺乳之前，将上药预煎成汤，每次灌服2毫升，每隔2小时灌服1次，共灌3次。

主治 小儿夜啼、消化不良，小儿脐风。

方解 脐风一名出自《千金要方》，又名：风搐、七日口噤、四六风等（亦即新生儿破伤风）。多由断脐不洁，感染外邪、外风所致。本病以全身各部发生强直性痉挛，牙关紧闭、面呈苦笑状为其特征，属危重疾病。以往中医对于本病，多以通经开闭，镇痉熄风为治，选撮风散、脐风散、煎服，大多是发病之后的治法。陆氏祖传预防小儿脐风方，是以预防为主，把此疾消除在萌芽之中。

《幼科发挥》中说："一曰撮口，二曰噤风，三曰锁肚，虽曰不同，皆脐风也"。这是脐风的三种危症，尤其在新中国成立前，死亡率极高。

"预防小儿脐风方"是陆氏先祖由《医宗金鉴》中的桃红四物汤和《金匮要略》的三黄汤加甘草而成。

1. 用桃仁四物汤旨在"去风先活血，血和风自灭"之意。

2. 小儿为纯阳之体，阳热易盛，是其生理特点。用三黄汤意在泻火解毒，清理新生儿三焦实热，亦可预防新生儿因湿热导致的黄疸。

3. 防风，祛风胜湿；蒲公英，清热解毒，对肺炎、脑炎球菌均有防治作用；生白术，甘温入脾胃，燥湿和中，既可反佐三黄，避免苦寒伤胃，又可温脾、益肠，助大黄清除胃中积滞，肠中燥屎，使新生儿胃肠轻装运作，全新生化，而无积滞之弊。

陆大宬在其著《医学先锋·小儿篇》内，曾把这个祖传秘方写成俚歌云："更有脐风预防方，芎归赤芍生地黄，初生未乳熬成汤，日灌三次效非常"。

自拟运脾健脾汤

项目名称　自拟运脾健脾汤

持有人简历　王宽旺（见神消平胃散）

处方来源　祖传

处方及用法　党参、炒白术、炒枳实、焦山楂、焦麦芽、焦神曲、炒鸡内金、云茯苓、广陈皮、炒谷芽、生甘草等。

主治　小儿厌食症。

方解　本方为脾运失健，脾胃气虚而设，临床上以小儿较长时间见食不食，甚则拒食，面色不华，形体消瘦，口干不欲饮，稍进食则便溏夹杂未消化的食物残渣，易出汗，舌苔白或稍腻，脉尚有力为主症。方中重用苍术意在燥湿，枳实泄浊，即燥湿和通阳泄浊并用，陈皮、山楂、神曲、麦芽、鸡内金消食和中，以增强运脾理气之功，党参、茯苓、甘草健脾益气和胃渗湿，纵观全方，有开脾助运，健脾益气之功。若脾虚水湿不化，便溏者加薏米炒扁豆；若食滞胃脘胀满，矢气频频者加炒厚朴、莱菔子；若胃阴不足，口干多饮，皮肤干燥，不思饮食，舌苔光剥者加乌梅、石斛、玉竹、北沙参。

第五节　骨伤科方

白氏接骨系列方

项目名称　白氏接骨系列方

持有人简历　白聚成，男，回族，52岁。自幼跟随父亲行医，于1984年毕业于天水市卫校，中专文凭，中医主治医师。从事中医治疗创伤、骨病30余年，在传统中医药理论的基础上融合现代医学，治疗骨关节病疗效确切。于1993年成立徽县白氏正骨医院。

处方来源　祖传

处方及用法

处方：骨折初期：为出血、肿胀期，主要表现为肢体的肿胀、疼痛，选用白氏研制的"接骨Ⅰ号"方，由归尾、川芎、赤芍、三棱、莪术、桃仁、红花、乳香、没药、三七、土元、泽兰、重楼、丹参、牛膝、元胡、酒军等24味药组成散剂或丸剂。主要功能：活血化瘀、消肿止痛。

用法：每次服3g，1日3次，服用1~2周，禁忌：妊娠妇女忌服。

促进骨折愈合期：按照中医"肾主骨而生髓"的理论基础，采用健脾补肾的方法促进骨折的愈合过程，选用研制的"接骨Ⅱ号"方，由当归、黄芪、白术、白芍、熟地、黄精、菟丝子、党参、鸡血藤、杜仲、川断、海龙、海马、接骨胆、自然铜、龙骨、牡蛎、海龙、海马等26位药材组成散剂或丸剂。主要功能：健脾补肾、接骨续筋。

用法：每次服3g，1日3次，服用6-8周。

功能恢复期：主要针对骨折、创伤遗留的肢体僵硬、活动不灵活等症状，研制的"痹痛消"方选用伸筋草、透骨草、威灵仙、丹参、路路通、白芍、制川乌、制草乌、骨碎补、细辛、乌梢蛇、血竭、地龙、天麻、全蝎、何首乌等22位药材组成散剂或丸剂。主要功能：舒经活血、通痹止痛。每次服3g，1日3次，服用2~4周。

禁忌 妊娠妇女忌服。

主治 骨折。

方解 "接骨Ⅰ号"方活血化瘀，消肿止痛；"接骨Ⅱ号"方健脾补肾，接骨续筋；"痹痛消"方舒经活血，通痹止痛。

痹痛消

项目名称 痹痛消

持有人简历 白聚成（见白氏接骨系列方）

处方来源 祖传

处方及用法 马钱子、皂刺、威灵仙、地龙、续断、乳香、没药、大黄等中药组成。将药物浸湿加热后热敷于患处即可。

除个别患者使用后有皮肤过敏外（停药即可）其余未见不良反应。

主治 骨关节病。

方解 骨关节病变包括：外伤、劳损、瘀血阻络、感受风寒湿邪、痰湿阻络、骨质增生，属中医痹症范畴。"通痹热敷药"可活血化瘀、痛经活络、软坚散结，消肿止痛的功效。

治腰椎间盘突出方

项目名称 治腰椎间盘突出方

持有人简历 陈锡珊（见脑梗塞方）

处方来源 祖传

处方及用法 穿地龙、独活、桑寄生、续断、乌蛇皮、鸡血藤、络石藤、地龙、全蝎等16味中药材，煎汤内服，每日2副，5~10副1疗程，2~3疗程治愈。

主治 腰椎间盘突出。

方解 此方不局限于腰椎间盘突出，加减后也可治疗强直性脊柱炎，通常加桃仁、红花、赤芍、当归尾、乳香、没药等。

治骨髓炎方

项目名称 治骨髓炎方

持有人简历 付安宁（见治胆囊炎独一味方）

处方来源 祖传

处方及用法

骨髓炎方（外敷方）：为当地周边产野生植物中药材单方。

阳证：内服清热解毒，通络散结，活血行滞。以"仙方活命饮""黄连解毒汤"加减；阴证：内服温补开腠，和阳通滞用"阳和汤"加减。

用法：骨髓炎方（外敷方），粉碎后加凡士林调和外敷，以塑料薄膜包后缠以纱布，12小时换药，休息12小时后再敷，30天1疗程；

禁忌 孕妇、感冒患者及体质虚弱者。

主治 骨髓炎。

方解 清热化湿，行瘀通络，和营托毒。

治强直性脊柱炎方

项目名称 治强直性脊柱炎方

持有人简历 付安宁（见治胆囊炎独一味方）

处方来源 祖传

处方及用法 桑寄生、独活、元胡、鸡血藤、枸杞等，散剂1次10g，1日2次，饭后用开水冲服。

禁忌 孕妇、感冒患者及体质虚弱者。

主治 强直性脊柱炎。

方解 强直性脊柱炎方可补肾益精，祛邪（寒湿、湿热、痰浊等）通络，活血化瘀，兼顾肝脾。寒凝瘀阻型可温阳散寒，活血止痛，加细辛、制附子、桂枝、红花；痰瘀寒湿型可温化痰湿，活血化瘀，加半夏、陈皮、丹参、苍术；热阻经络型可清热利湿、宣痹通络，加黄柏、薏苡仁、羌活；阴虚血瘀型可滋补阴津、凉血化瘀，加生地、知母、牡丹皮、赤芍；阳虚血瘀型可温补阳气，活血化瘀，加杜仲、淫羊藿、地龙、红花。

腰椎间盘突出方

项目名称 腰椎间盘突出方

持有人简历 付安宁（见治胆囊炎独一味方）

处方来源 祖传

处方及用法 穿地龙、元胡、独活、全当归等，药物粉碎，按比例调成散剂。1次10g，1日2次，饭后用开水冲服，孕妇、感冒患者及体质虚弱者禁用。

主治 腰椎间盘突出

方解 腰椎间盘突出方可补益肝肾，活血通络，祛风除湿，强筋壮骨。气滞血瘀型加桃仁、红花、川芎、香附；湿寒阻络型加细辛、熟附子、桂枝、络石藤；湿热下阻型加薏苡仁、苍术、黄柏、忍冬藤；肝肾两虚型加熟地、杜仲、枸杞、桑寄生。

骨质增生方

项目名称 骨质增生方

持有人简历 付安宁（见治胆囊炎独一味方）

处方来源 祖传

处方及用法 桑寄生、独活、元胡、鸡血藤、枸杞、寻骨风、肉苁蓉、龟板等，药物粉碎，按比例混合成散剂，1次10g，1日2次，饭后用开水冲服。

禁忌 孕妇、感冒患者及体质虚弱者。

主治 骨质增生。

方解 骨质增生方可补肝肾通筋活络，祛风除湿，活血化瘀，软坚散结。肾阴亏虚加熟地黄、桑葚、女贞子、牡丹皮，减寻骨风；肾阳虚衰型加肉桂、制附片、淫羊藿；寒湿痹阻型加制附片、麻黄、细辛、干姜；瘀血痹阻型加当归、桃仁、红花、川芎、五灵脂；痰湿痹阻型加制南星、陈皮、法半夏、白芥子。病变部位偏于上（以颈椎为主）加葛根、姜黄、桂枝等；偏于中（以胸椎为主）加杜仲、枸杞等；偏于下（以腰腿为主）加牛膝、木瓜等。

接骨飞人散

项目名称 接骨飞人散

持有人简历 苟培俊，男，1946年生，出身中医世家。自幼随父学习中医，17岁拜礼县名医李润泽为师学习中医骨伤，深得其真传。20岁悬壶故里，1978年推荐入陇南卫校学习深造3年。

处方来源 师承、祖传

处方及用法

处方：乳香10g、没药10g、血竭15g、儿茶10g、红花8g、骨碎补20g、三七10g、七叶一枝花10g、海龙5条、海马5条、还魂草15g、赤芍10g、煅自然铜15g、冰片3g、土元20g。

用法：上药共为细末，1次3g，1日3次，温开水送服。忌食生冷、辛辣刺激性食物。

主治 跌打损伤。

类风湿关节炎方

项目名称 类风湿关节炎方

持有人简介 侯守谦，男，汉族，1958年生，中医骨伤科主任医师，大专学历。"甘肃省名中医""陇南市名中医"，中医世家继承人，市级师带徒指导老师。从事中医骨伤科临床工作三十余年，以手法整复、小夹板固定治疗常见骨折积累了丰富的临床经验，对骨髓炎、骨结核、股骨头坏死、痛风、腰腿疼痛和各种原因引起的骨折延迟愈合的治疗也取得了理想的疗效。

处方来源 祖传

处方及用法 石菖蒲、鸡血藤、穿山甲等8味药组成，散剂，1次5g，1天3次，15天1

个疗程，一般2~3个疗程。

主治 类风湿关节炎。

骨髓炎方

项目名称 骨髓炎方

持有人简介 侯守谦（见类风湿关节炎方）

处方来源 祖传

处方及用法 由鹿角霜、熟地、淫羊藿等9味药组成。

主治 骨髓炎。

骨性关节炎方

项目名称 骨性关节炎方

持有人简介 侯守谦（见类风湿关节炎方）。

处方来源 祖传

处方及用法 元胡，地龙、骨碎补等12味药组成的散剂。

主治 创伤型关节炎、膝关节骨质增生、滑膜损伤、膝关节半月板损伤、关节积液
等。

李氏接骨散

项目名称 李氏接骨散

持有人简介 李邦彦，男，汉族，1983年跟师学习中医。1989年从事乡村医生至今，
主要运用中医药知识诊疗疾病，专长骨伤科等疾病。

处方来源 祖传

处方及用法

处方：三七、血竭、制乳香、制没药、儿茶、苏木、土鳖虫、制马钱子、粉龙骨、杜
仲、全当归、制自然铜、骨碎补、续断。

用法：上药共为细末，早、晚饭后用老黄酒冲服；禁忌：酸菜、生冷、辛辣。

主治 急慢性扭挫伤，瘀血肿痛等。

三鑫散治疗骨髓炎

项目名称 三鑫散治疗骨髓炎

持有人简介 李子才，汉族，甘肃省陇西县人。自幼喜爱医学，1960年高中毕业回乡工作。1964年在社教医疗队培训班学习，后投师名医何丕承、李恒山，1969年开始行医，1987年获得甘肃省乡村医生证，2004年获得"全国乡村名中医"称号。擅长用三鑫散治疗骨髓炎、骨瘘、烧伤、冻疮、褥疮、刀伤、疮痈肿毒，用八虎五毒散治疗牛皮癣。

处方来源 祖传

处方及用法

三鑫散以口服外敷上中下三方组成。

上方为口服药，其方由蜈蚣、全蝎等3药组成，炮制为粉装胶囊内口服，专治骨髓炎、骨瘘、溃疡等。

中方为拔脓外敷药，其方由红升丹、石膏、雄黄、白矾、冰片、辛红炮制为粉而成。可以散而敷，亦可拌凡士林为软膏外敷。专拔脓液、治疗瘰疬结核等。

下方为九龙生肌外敷粉散，其方由龙骨、朱砂、儿茶、月石、结矾等9种中药炮制碾末为粉而成。专治烫火伤、冻疮、褥疮、刀伤、溃疡诸疮。

主治 骨髓炎、烫伤、冻疮、褥疮、瘰疬结核等外疾痛。具有拔脓、透骨、祛腐生肌的功效。

伤科七味散

项目名称 伤科七味散

持有人简介 潘有为，男，50岁，甘肃武山县人，中医骨伤科副主任医师。从医30余年，擅长中医骨科、外科。1998年获"天水市跨世纪人才"荣誉称号；2013年评为天水市级名中医。

处方来源 祖传

处方及用法

处方：血竭，三七，自然铜，土鳖虫等7味药。

用法：中药研磨成粉末。用量：1次5克，1日3次，黄酒送服。

功用 活血散瘀、祛瘀生新。

主治 外伤骨折。

腰腿疼方

项目名称 腰腿疼方

持有人简介 吴朝益（见肝病方）

处方来源 祖传

处方及用法

处方：

初期：木瓜伸筋汤：伸筋草12g、白芍15g、木瓜10g、牛膝10g、定风草10g等8味药煎汤内服。

后期：乳没血竭散：党参20g、当归10g、人参10g、山甲10g、乳香11g、没药10g、钩藤10g、伸筋草12g、透骨草10g、血竭9g、僵虫10g、全虫10g、儿茶6g、五加皮15g、夏枯草15g、白花蛇2条、川芎12g、制草乌6g、制川乌6g、川牛膝10g等23味药。

用法：上药用白酒1500g泡7天，每日2次，每次30g（依患者酒量调节用量，20~50g不等）。

注意事项 酒精过敏者禁服。

主治 腰椎间盘突出症压迫神经引起的疼痛、风湿性腰腿痛。

左氏颈椎康宁丸

项目名称 左氏颈椎康宁丸

持有人简介 左存哥，左鑫（见左氏阑尾宁1、2号方）

处方来源 祖传

处方及用法

处方：天麻、杜仲、金毛狗脊、续断、威灵仙、黄芪、当归、川芎等药物，水泛为丸。

用法：每次4至6g，饭后服用，1日2至3次，1个月为1个疗程，2个疗程后症状减轻，6个疗程基本痊愈。

禁忌 本品对老弱病人不宜过量服用；孕妇、儿童及感冒患者严禁服用本品。

主治 颈项强硬、肢体麻木、眩晕呕吐。

左氏类风湿康复丸

项目名称　左氏类风湿康复丸

持有人简介　左存哥，左鑫（见左氏阑尾宁1、2号方）

处方来源　祖传

处方及用法　苍术、党参、黄芪、白术、茯苓、伸筋草、细辛、薏苡仁、山药、鹿角霜、木瓜、桂枝、防风等水泛为丸，每次6g，饭后服用，1日2至3次，以15天1个疗程。

禁忌　禁止食用辛辣刺激性食物，低盐饮食。

甘氏接骨散

项目名称　甘氏接骨散

持有人简介　任星宇，男，29岁，汉族，中医医师。自幼随姥爷甘文源、舅舅甘德成学医，山东中医药大学毕业，为甘氏医学第五代传人。擅长内科、骨科等疾病的诊疗。

处方来源　祖传

处方及用法

处方：牡蛎、乳香、没药、泽泻等，将药物粉碎成细粉，制成中药散剂。

用法：每日饭后服用5g，1日3次。

功用　消肿止痛、舒筋活血、续筋接骨。

主治　跌打损伤、骨折，骨裂、骨碎等。

消灵擦剂

项目名称　消灵擦剂

持有人简介　王大农，男，49岁，汉族。自幼随家父学医，曾进修于甘肃中医学院，现任庆阳市西峰区长庆北路社区卫生服务站站长。

王大庆，男，47岁，汉族，骨科医师，庆阳市王氏骨伤医院院长，1999年被国家授予"中国专科特色名医"称号。

处方来源　祖传

处方及用法　主要药物组成有仙鹤草、续断、红花、米酒、陈醋等（将药物放入瓷罐中，加一定比例的水，米酒，陈醋等，加盖密封贮存）。每日3~4次，适量的药液涂擦患处。皮肤黏膜破损处忌用。

功效 消肿止痛、化瘀祛刺，舒经活络。适用于跌打损伤、筋骨疼痛、骨质增生等。

活血定痛丹

项目名称 活血定痛丹

持有人简介 王大农（见消灵擦剂），王大庆（见消灵擦剂）

处方来源 祖传

处方及用法

处方：乳香、没药、红花、当归等30多味药。

用法：1次2粒，口服，1日2次，一般1~2周为1疗程。

主治 活血化瘀、消肿止痛，主要用于骨折早期。

雅斋活络丸

项目名称 雅斋活络丸

持有人简介 王大农（见消灵擦剂），王大庆（见消灵擦剂）

处方来源 祖传

处方及用法

处方：雅斋活络丸为蜜丸，药物组成以山药、熟地、党参等补益药为主。

用法：1次1丸（6g），口服，1日2次，一般2~4周为1疗程。

主治 骨伤科疾病。

雅斋再生散

项目名称 雅斋再生散

持有人简介 王大农（见消灵擦剂），王大庆（见消灵擦剂）

处方来源 祖传

处方及用法

处方：由川断、酒地黄、骨碎补、自然铜等药物组成的散剂。

用法：1次2g，水冲服，1日2次，1~3月为1疗程。

主治　骨折。

牛膝五虫治疗腰腿疼

项目名称　牛膝五虫治疗腰腿疼

持有人简介　杨勇，男，汉族。1987年跟随其父行医至今，擅长针灸治疗风湿、消化等疾病，甘肃省中西医结合风湿病学会委员。

处方来源　祖传

处方及用法

处方：牛膝，全蝎，蜈蚣，土鳖虫，穿山甲，地龙，海风藤，青风藤等。

用法：研末，分14包，每晚1包，14天1个疗程，共2~3个疗程，温开水兑黄酒送服。

主治　腰腿疼。

周氏骨伤速愈散

项目名称　周氏骨伤速愈散

持有人简介　周文兵，男，汉族，51岁，乡村医师。幼年随父习医，擅长采用当地中草药，辨证施治各种跌打损伤、骨折、烧烫伤等多种疑难性疾病。

处方来源　祖传

处方及用法　红花，甘草，地骨皮及羊根草等。

首先将选好的药物清洗干净，晒干，以一定比例充分混匀，捣碎成粉末，过120目筛，制作成散剂，用黄酒或者唾液调成糊状均可，用于表皮未破的骨折患者直接涂于患处，外用夹板固定，对表皮已破患者与另一种方剂合用，用药时间36~48小时换药一次，用药期间忌食辛辣食物，治疗一般性骨折用药15~20天可以活动，特别严重的患者45天就可以活动。

风湿大力丸

项目名称　风湿大力丸

持有人简介　孔庆忠，男，47岁，汉族，大专学历。自幼跟随父亲治病、制药，学习中医药知识，得父亲传授祖传风湿大力丸等单验方，1991年至1994年在甘肃省中医学院学习中医，2000年至2002年在北京医学专科学院进修学习。在当地开办中医门诊，擅长治疗种痹证、痿症、卒中后遗症等疾病。

处方来源 祖传

处方和用法

处方：血竭、海马等。

用法：1日1次，每晚临睡前服用，药量遵医嘱。

功效 舒筋通络、祛湿散寒、活血化瘀、强筋健骨、生肌止痛。

主治

第一类：痹证

风湿、类风湿性关节炎、椎间盘突出、骨质增生、强直性脊柱炎、坐骨神经痛、肩周炎、颈椎病、股骨头坏死等各种肌肉、关节、筋骨疼痛性疾病。

第二类：痿证

小儿麻痹后遗症、重症肌无力、进行性肌萎缩、多发性神经炎、周期性瘫痪、肌营养不良等瘫痪性疾病。

第三类：卒中后遗症

半身不遂、中风不语、口眼歪斜等病症。

药引 麻木用红糖水为引；疼痛用黄酒温服为引；其他用桑白皮煎水为引。

禁忌 服药期间，每晚6点以后，忌服生、冷、凉、醋及辛辣刺激性食物，孕妇忌服。

清热通痹汤

项目名称 清热通痹汤

持有人简介 陈光楷（见滋阴消渴方）

处方来源 祖传

处方及用法 忍冬藤、薏苡仁、鸡血藤、川牛膝、地龙、桑寄生、秦艽、威灵仙等13味药。

主治 清热利湿、活血散瘀、消肿定痛。治疗关节所致红、肿、热、痛，如类风湿性、初期引起的关节疼痛。

注意事项 方剂中有马钱子，去毛清水泡后用油炸，1天总量0.9g（痛重者用），散剂服用。服药期间，每晚6点以后，忌服生、冷、凉、醋及辛辣刺激性食物，孕妇忌服。

药引　麻木用红糖水为引；疼痛用黄酒温服为引；其他用桑白皮煎水为引。

方解　关节炎为多发性而难治之疾，其中类风湿性关节炎缠绵经久，对肢体损害严重，终可致残，尤以年轻女性染患较多，对此，陈夫佑自编的临床辨证百决曰：类风湿性关节炎、男女老少皆可患。侵犯多个小关节、红肿热痛或畸变，左右基本呈对称，旋转屈伸皆受限，常因病久变畸形，该病越早治疗，可免关节畸形。

第二章 传统诊疗技术

陈氏祖传杂病心法

项目名称 陈氏祖传杂病心法

持有人简介 陈光楷 （见滋阴消渴方）

来源 祖传

陈氏先祖陈至义（1781-1841）是"甘肃省古代十大名中医"之一，创立万全堂药店，济世救人，世人尊称"陈佛爷"。晚年将其所学所悟总结后著有《脉诀秘要》《医案问答》《杂症心得》等书，得以传承。经三个世纪之八代传承，积淀升华，逐步形成了以杂病为主的诊疗体系。

陈氏杂病心法是历代医者理论与临床的经验总结，是历代传承者与经验总结后逐渐形成的一个可靠的诊疗体系，是历代医者努力后的共同产物，也是留给后人的宝贵诊疗资料。

历代医者诊疗心法选录

陈至义《杂症心得》选段：

伤寒时症，顷刻之间，转变百出，切要眼疾手快，稍一错误，杀人反掌也。书言口燥咽干，脉洪身热狂躁，尿赤饮冷，舌干黑谵语为阳，舌软苔滑，脉静，尿白倦卧，不渴，郑声为阴，此辨阴阳症不易之法。余试之，不尽然也，余得一诀，也有主症皆阳，不可疑异，而有一处反阳者，此真阴也。有诸症皆阴，而有一处反阳者，此真阳也，余常见口干舌焦，身热狂躁，仰卧，脉洪，尿赤，诸症皆阳，然其脉按之久，其中紧细，外为洪脉所裹故洪脉为假，细者为真也，真阴脉也，有身冷脉静，尿白，倦卧，不渴，郑声，舌软苔滑，及按其脉沉而实，此外为火制，阳极似阴也，大下之即愈。

陈至义《医案问答》选段：

大凡临症，全在一时灵机。伏邑一妇人，初得症似中风，诸医治之，愈治愈重，已气如悬丝。闻余至家，强接求治。余至其家，则见面如死人，望无所施，昏不知人，问无所施，气微欲绝，闻无所施，按其脉，则两关仅按至骨，则急而有力，视病人，则仰卧而腹似高于胸者，余随令解其衣，按其胃则坚胀，病人眉微皱，似独知痛苦者，知其胃有大积也，遂以承气汤加大黄一两下之，一剂而醒，两剂豁然矣。

第六代：陈其哲（1908-1994）

治病方面自拟一套诊疗杂病心法，如结节性红斑、关节病，从体内伏邪（慢性病灶）论治，肾炎水肿，痛风历节，从息内风论治，肋痛（胆囊炎），少腹痛（如盆腔炎），从内痛论治，对顽病久病善用黄芪、穿山甲、鹿角、附片等温阳托毒之品，每获奇效。

第七代：陈夫佑

精研医术，医治病患无数，重视中医药的独特炮制与应用，

西北黄土高原，气候偏燥，对于入暮咳甚者当他药无效时，不急于止咳化痰，应以滋阴润肺为主，常以桑菊饮，桑杏汤或麦味地黄汤加减，加以滋阴润肺之品如石斛，麦冬，北沙参，玉竹等治疗方可全愈，充分体现了地域的特殊性。

第七代：陈夫玖

精研肝病，提出了病毒性肝炎应以"预防为主，中西结合，早期根治，中期逆转巩固"的策略，归纳为8个临床类型，制定了8个系列处方，总结撰写了《病毒性肝炎诊治思路六则浅析》（现代临床医药，1999），提出了"六通""围点打援""沸水下面"等用药技巧，突出了中医治肝病的特色和优势。首先消除并存病和继发病，如营养障碍、寄生虫、胃肠道病变等，待元气充沛，免疫功能基本恢复，再用促进抗体产生的药物，则HBSAb和HBeAb转阳病变出险为夷，日渐康复。

认为中医传统的八法已不足以概括现代中医学丰富多彩的治疗手段，提出了用祛邪、扶正、调和三个纲来统属各种治法。如洗胃、灌肠、手术、理疗、雾化吸入、注射、推拿和心理治疗。这些内容实出八法之外而在三纲之中。

医用价值 陈氏中医世家，有着独特的立方用药特点，立方用药，不拘成套，讲究廉、验、简、便、出奇制胜，迥异时流，重视药简力专，灵活运用，临症变通。方从法出，最忌药杂方乱，难以获效，更在于其历经数代，衣钵相传，而从未断绝，历代医者经过数代临床经验和实践，制定了相应的理论和经验总结，在中医方面具有较高的实用价值，值得进一步发掘，整理，提高，继承。

郑氏针法

项目名称　郑氏针法

持有人简介　郑俊江、郑俊朋、郑俊武等，系"郑氏针法"第五代传人，就职于兰州市郑氏针灸诊所，从事针灸临床、教学、科研等工作。

来源：祖传

内容简介　郑氏针法经过七代传承，对中国传统针灸针法，操作纯正熟练，能有效的应用于临床，深受患者及国内外学者景仰，兹仅就郑氏对传统针法中操作难度最大的"烧山火""透天凉"的做一介绍，此手法目前国内外极少有人能应用，而郑氏却一脉相承，作为民族针灸文化之精华，有保护和传承发展之必要。

1. 中国传统针法绝技

（1）烧山火

这种方法是采用三进一退、一进三飞、提插、九六、呼吸、迎随、开阖等法中的补法组成的。以产生热感为目的。《金针赋》说的："烧山火，治顽麻冷痹，先浅后深，用九阳而三进三退，慢提紧按"。《针灸大成·三衢杨氏补泻》说："烧山火，能除寒，三进一退热涌涌……"指出按本法操作，可以产生热感，治疗寒证。郑氏对此手法的操作如下：

操作方法：令患者自然的鼻吸口呼，随其呼气，用单指押手法将针进至天部，右手拇指向前连续飞3次或9次，以催其气至（如针下沉紧，则轻提1~2分或轻微回转以解除滞针），即将针插至人部，操作方法与天部相同；然后即将针急插至地部，仍按天部的方法操作。飞毕候到针下气至沉紧时，用针尖拉着有感应的部位，在1分上下的范围内急（重）插慢（轻）提3次，促其产生热感（如有热感则推法守气，促其热感放散传导，如无热感则将针退至天部，另行操作）。手法用毕，随其吸气缓慢将针拔出，急扪针穴。此法如在天部或人部操作时，已见到患者皮肤发热或出汗或自觉针穴附近甚至全身有热感时，即不必继续操作。手法熟练时，不利用呼吸和九数操作也能产生热感。留针与否应根据病情而定。

（2）透天凉

这种手法是采用一进三退、三飞一退、提插、九六、呼吸、迎随、开阖等法中的泻法组成的。以产生凉感为目的。《金针赋》说的："透天凉，治肌热骨蒸，先深后浅，用六阴而三出三入，紧提慢按。"《针灸大成·三衢杨氏补泻》说："透天凉，能除热，三退一进冷冰冰……"指出按本法操作，可以产生凉感，治疗热证。郑氏对此手法的操作如下：

操作方法：令患者自然的鼻呼口吸，随其吸气用舒张押手法，不捻不转缓慢将针进至地部（俗名偷针刺法），右手拇指向后连续捻六次，候到针下气至沉紧时，然后将针急提至人部，再由人部向地部有感应的部位，连续的慢（轻）插急（重）提六次。促其产生凉感（如有凉感则用刮法守气，促其凉感放散传导，如发生滞针，则摇动针体或用指摄法以解除滞针），然后将针急提至天部，再由天部向人部有感应的部位连续慢插急提六次，使凉感放散传导（如地、人、天三部均无感应则另行操作）。手法用毕，随其呼气急速将针拔出，不按针穴。此法操作时，不利用呼吸和六数操作也能产生凉感，留针与否应根据病情而定。

2. 郑氏家传针法绝技

郑氏家传手法，系由郑云祥先生发轫并由郑毓琳先生完善的，是由古法针灸手法改进而来，具有简便、易学、实用、效速的特点。郑魁山教授在继承的基础上加以提高，使其针对性更强，疗效更突出，屡起沉疴，是"郑氏针法"的精华之一。

（1）二龙戏珠法

此手法是从善用针者使"气至病所"发展而来的。操作时因针感传导于眼球上下，包围眼球，有似二龙戏珠的形象，故名。

操作方法：用于瞳子髎、丝竹空、太阳等穴，左手食指紧按针穴，右手持针速刺或捻转进针，得气后，右手所持针的针尖和左侧押手同时向上眼睑方向推按、捻转、使针感传导到上眼睑和眼球；右手所持针的针尖和左侧押手同时再向下眼睑方向推按、捻转，使针感传导到下眼睑和眼球；使两条针感包围眼球。但虚证用补法，实证用泻法，留针与否应视病情而定。

（2）喜鹊登梅法

此手法是从"青龙摆尾"手法简化而来的。由于操作时拇食中三指推垫针柄，使针体、针尖上下摆动，有似喜鹊在梅枝上登着上下颤动，故名。

操作方法：用于攒竹、鱼腰等穴，左手食指点按针穴，右手持针速刺或捻转进针，得气后，右手拇食二指持针柄，中指推垫针体，使针柄、针体、针尖上下摆动，针感连续不断的传导到眼内。虚证用补法，实证用泻法，留针与否应视病情而定。

（3）金钩钓鱼法

此手法是从"提插"和如"鱼吞钩耳之浮沉"发展而来的。由于操作时拇食二指持针，针尖带着穴位处肌肤提抖，有似鱼吞钓饵浮沉的形象，故名。

操作方法：用于金津、玉液、膻中等肌肉浅薄处穴位，左手食指紧按或不按针穴，右手持针速刺或捻转进针，得气后，使针体向前捻转，待针下沉紧，出现涩针现象时，针尖带着穴位处肌肤微微提抖，出针时将针转回，使针下松滑再拔针，出针后不扪闭针孔。

（4）白蛇吐信法

此手法是从"齐刺"和"傍针刺"发展而来的。由于操作时双针齐刺、进退提插，有似白蛇吐信伸缩的形象，故名。

操作方法：用于肝俞、关元俞、曲池、足三里等背部和四肢穴位，左手拇指或食指紧按针穴，右手以拇食中三指持双针，齐刺进针，得气后，行平补平泻的提插手法，操作完毕，即刻出针，揉按针孔。

（5）怪蟒翻身法

此手法是从"白虎摇头"手法简化而来的。由于操作时拇食二指持针柄，由下向上搬转，有似怪蟒翻身的形象，故名。

操作方法：用于脾俞、关元俞、合谷、阳陵泉等背腰部和四肢穴位，左手拇指或食指紧按针穴，右手拇食二指或拇食中三指持针进针，得气后，由下向上搬转针柄，使针体呈半圆形向上转动，连续搬转不超过6次，出针后，不扪闭针孔。

（6）金鸡啄米法

此手法是从"提按"补泻法发展而来的。由于操作时重按轻提，有似金鸡啄米的形象，故名。

操作方法：用于百会、肾俞、上脘、手三里、太溪等全身各部穴位，左手拇指或食指紧按针穴，右手拇食二指持针，进针后，用提插法找到感应，然后行重插轻提的小提插术3~5次，留针与否应视病情而定。

（7）老驴拉磨法

此手法是从"盘拨"法发展而来的。由于操作时拇食二指握着针柄，围绕穴位缓慢的转圈，有似老驴拉磨的形象，故名。

操作方法：用于中脘、建里等腹部穴位，左手食指紧按针穴，右手持针将针进至地部（深处），得气后，再将针提至天部（浅处），将针搬倒，使针倾斜约与皮肤成15~45°角，以拇食二指握固针柄，似拉（推）磨式的围绕穴位转圈，最多不超过6圈，使针孔开大，针下空虚，出针后不扪闭针孔。留针与否应视病情而定。

（8）鼠爪刺法

此手法是从"扬刺"和"豹文刺"法发展而来的。由于操作时拇食中三指捏持5枚毫针同时点刺，出针后皮肤上遗留5个针印，有似鼠爪登过的形象，故名。

操作方法：用于大椎、至阳、外关、悬钟等背部及全身各处穴位，取5枚1寸或1.5寸毫针，将针柄缠在一起，以右手拇食中三指持拿，在穴位上点刺，拔针后，在穴位处皮肤上遗留5个针印或5个点。

（9）热补法

这种手法比烧山火、进火补简便，刺激量介于两者之间，实验证明，它不但能使患者产生热感，而且皮肤温度升高。

操作方法：术者左手食指或拇指紧按针穴，右手将针刺入穴内，候其气至，左手加重压力，右手拇指向前连续捻按3~5次，候针下沉紧，针尖拉着有感应的部位，连续急（重）插慢（轻）提3~5次；拇指再向前连续捻按3~5次；针尖顶着产生感觉的部位守气，使针下继续沉紧，产生热感。根据病情留针后，缓慢将针拔出，急扪针穴。

（10）凉泻法

这种手法比透天凉、进水泻简便，刺激量介于两者之间，实验证明，它不但能使患者产生凉感，而且能使皮肤温度下降。

操作方法：术者左手食指或拇指紧按针穴，右手将针刺入穴内，候其气至，左手减轻压力，右手拇指向后连续捻提3~5次，候针下沉紧，提退1分左右，针尖向有感应的部位，连续慢（轻）插急（重）提3~5次；拇指向后再连续捻提3~5次，针尖拉着产生感应的部位守气，使针下松滑，产生凉感。根据病情留针后，急速将针拔出，不扪针穴。

（11）温通针法

这种针法具有操作简便、感传明显、起效快、疗效高等特点。其用能激发精气，并通过推弩守气助气血运行，使气至病所，以扶正祛邪。具有温经通络化痰浊、祛风散寒行气血的作用。

操作方法：左手拇指（或食指）切按穴位，右手将针刺入穴内，候气至，左手加重压力，右手拇指施力将针体向前下方捻按9次，使针下沉紧，用针尖拉着有感应的部位连续小幅度重插轻提9次，拇指再向前下方捻按9次，针尖顶着有感应的部位推弩守气，使针下继续沉紧，同时押手施以关闭法，以促使针感传至病所而产生热感，守气1~3分钟，留针后，缓慢出针，按压针孔。因其针刺部位不同，又有"过眼热""穿胛热"诸称谓。

3.子午流注针法

子午流注针法是我国古典的时间医学，讲求天人合一，是集天文、地理、历法、术数、八卦、五运六气等多学科的一门综合科学。千百年来，一直秘传民间，心口相授，虽见书载，亦多晦涩，时至今日几近失传。郑氏祖上得异人相授，经几世传承而臻胜境。传统的"子午流注"开穴法有十个时辰"闭穴"，郑氏按时辰的干支补经脉、时辰的地支补穴位的方法，增补穴位24个，让每个时辰都有穴可开，为完善古老的针灸学做出了重要贡献。

（1）子午流注的临床应用

子午流注是古人根据人体气血流注脏腑经络的日、时开穴规律，配合天干、地支、阴阳、五行、五俞穴联合组成的一种逐日按时开穴治病的方法。

子：即子时，深夜23~1点的时间；午：即午时，中午11~13点的时间。按一天来说，子至午这段时间属阳，所以说"子时一刻一阳生"。午至子这段时间属阴，所以说"午时一刻一阴生"。故子午为阴阳之始生，也是昼夜的标准。按农历的一年来说，子是十一月（冬至），午是五月（夏至）；按气候来说，子时寒，午时热；可见子午有阴极生阳，阳极生阴的意义。这是根据《灵枢·顺气一日分为四时》篇中的"朝则为春，日中为夏，日入为秋，夜半为冬"近似"昼夜节奏"的自然周期现象和"旦慧、昼安、夕加、夜甚"的病症不同表现发明的。流，似水之流，指人体运行不息；注，象输注，指气血到某经的时间。流注又分两种，一种是按"时支"的，一种是按"日干"的。这两种流注方式，都是如环无端，周而复始。采用的穴位都是《灵枢·本腧》篇内的"井、荥、俞、经、合"穴位，应用方法都是根据脏腑经络应五行的属性（如肺和大肠属金）取穴。

（2）子午流注的组成：

①干支配合六十环周法："干，犹幹也"，是树干、干线，是单个的意思。日出日落为一天，故称天干。是古人用来纪日的；支，犹枝也，是树枝，是总流分流，有分支的含义。月盈月亏为一月，是古人用来纪月的。日为阳，月为阴，所以天干十个，地支十二个。《素问·六微旨大论》云"天气始于甲，地气始于子，子甲相合，命曰岁立"。干，就是甲乙丙丁戊己庚辛壬癸，十个天干；支，就是子丑寅卯辰巳午未申酉戌亥，十二个地支。天干起于甲，地支起于子，二者配合起来就成了甲子、乙丑、丙寅、丁卯、戊辰、己巳……因为天干的甲乙丙丁戊己庚辛壬癸，等于1、2、3、4、5、6、7、8、9、10；地支的子丑寅卯辰巳午未申酉戌亥，等于1、2、3、4、5、6、7、8、9、10、11、12。都是单数为阳，双数为阴的地支；这是永远不变的。因此，从这个甲子，轮到下一个甲子，须要六十次。这就是六十环周法，也称"六十花甲子"。它是古人计算年、月、日、时的符号。

②年干支推算法：年、月、日、时都是六十次为一周，重返甲子。比如1980年庚申年，1981年就是辛酉年，1982年就是壬戌年……到2040年又是庚申年。

③月干支推算法：月，每年十二个月，月的十二地支不变，天干是十个，所以每年给十二个月的地支补两个天干。农历的正月是寅、二月卯、三月辰、四月巳、五月午、六月未、七月申、八月酉、九月戌、十月亥、十一月子、十二月丑。所以推算每个月的干支，要牢记下述歌诀：

　　　甲己之年丙寅首，乙庚之岁戊寅头。

丙辛之年庚寅上，丁壬壬寅顺行求，

戊癸甲寅正月起，六十首法助医流。

按：此歌俗名"年上起月"，是按当年的天干、地支，当月的地支，依次相推，找到当月的天干，即月的干支。比如甲年或己年的正月都是丙寅，二月即丁卯、三月即戊辰；乙年或庚年的正月都是戊寅，二月即己卯，三月即庚辰……余皆类推。

④ 日干支推算法：日，农历的推算比较难，公历的推算比较容易。不闰年，一年是365日，比如1981年1月1日是己卯，1982年1月1日就是甲申，因为60×6=360天，余下五天，就是己卯日往下推五天，即甲申日。如果闰年，就按366日推算，比如1980年是闰年，1月1日是癸酉日，按366日计算，60×6=360天，余六天，就是癸酉日往下推六天，所以1981年1月1日是己卯日。1981年1月11日是己丑、21日就是己亥……余皆类推。

⑤ 时干支推算法：时，每日十二时辰的地支不变，十个天干，每日给十二个时辰补两个天干，合五天六十个时辰，重返甲子。所以要推算每个时辰的干支，要牢记下述歌诀：

甲己还甲子，乙庚丙子初，

丙辛生戊子，丁壬庚子头，

戊癸起壬子，周而复始求。

按：此歌俗名"日上起时"，是按当日的天干、地支，当时的时辰地支，依次相推，找到当时的天干，即时辰的干支。比如每逢甲日或己日的子时，都是甲子，丑时是乙丑，寅时是丙寅，卯时是丁卯；乙日或庚日的子时，都是丙子，丑时是丁丑，寅时是戊寅，卯时是己卯……这是因为从甲到戊是五天，循环六十个时辰而为一周，己是再周的开始，所以仍是甲子，故名"五门得合"，又称"六十环周法"，余皆类推。

与五俞穴的配合五俞穴是根据其性能而给予特别称号的腧穴，对临床诊断和治疗都很重要，子午流注就是根据五俞穴配伍应用的，现分类将其功能及应用概述如下：

部位：五俞穴都在四肢肘膝以下，手不过肘，足不过膝。阴经各有五穴，阳经各有六穴，共六十六穴。按井、荥、俞、原、经、合的次序排列，阴经无原穴，而以俞穴代之。

东方甲乙木，喻四季之春天、一日之肇端、万物之生始，故十二经纳天干以甲日配胆经为始源。

轮到的"值日经"（即甲日胆、乙日肝经等）先按时开穴，下一个时辰再继续按次序开穴。开第一个穴位"时的天干"，必须是"日的天干"，第二日的最后纳穴天干，还必须是第一日的开穴天干；比如甲日甲时开了第一个井穴后，必须在第二天重见甲时，才能纳穴，所以叫"日干重见"。开穴又按"阳日""阳时"开"阳经"穴，甲、丙、戊、庚、壬为"阳日"（单数为"阳干"），子、寅、辰、午、申、戌为"阳时"（单数为"阳支"），胆、小肠、胃、大肠、膀胱、三焦为"阳经"；"阴日""阴时"开"阴经"穴，乙、丁、己、辛、癸为"阴日"（双数为"阴干"），丑、卯、巳、未、酉、亥为"阴时"（双数为"阴支"），肝、心、脾、肺、肾、心包络为"阴经"。亦即阳干注腑，阴干注脏。阳日遇阴时不开阳经穴，阴日遇阳进不开阴经穴，在不开穴时即为闭，闭则按当日天干找相合者取之（如甲与己合、乙与庚合、丙与辛合、丁与壬合、戊与癸合）。凡按时所开的穴皆为主穴，先针灸之，配用其他穴位则为客穴，后针灸之，所以说治病以开穴为主。开穴规律：是根据"经生经"、"穴生穴"的原则，先按日、时天干开"值日经"的井穴，下一个时辰开"值日经"的相生经（如"值日经"属木，属火的经即为相生经）荥穴、俞穴，每逢过原，同时开值日经的原穴，即"返本还原"（阴经无原，以俞穴代之），然后仍按"经生经""穴生穴"的原则，继续开经穴、合穴。阳经值日引气行，开穴完了，最后气纳三焦，纳本经所属"五行"之母穴。由于三焦为阳气之父，按"他生我"的规律（他指三焦经五俞穴，我指值日经）开取三焦经腧穴（如胆经属木，即纳三焦经属水的穴），阴经值日引血行，开穴完了，最后血纳心包络，纳本经所属"五行"之子穴。由于心包络为阴血之母，按"我生他"的规律（我指值日经，他指心包络经五俞穴）开取心包络经腧穴（如肝经属木，即纳心包络属火的穴）；它的第二日纳穴时的天干，还必须是第一天的开穴天干，因为阳日遇阴时和阴日遇阳时不开穴，故又有甲与己合的取穴法。这个规律是：甲日用己日的穴，乙日用庚日的穴，丙日用辛日的穴，丁日用壬日的穴，戊日用癸日的穴。虽然有以上两个规律，但也不是每个时辰都有开穴。所以《针灸大成》又有："如遇有急症，夫闭针其妻，妻闭针其夫，母闭针其子，子闭针其母"的记载。有的时辰因为各书都没开穴，所以对这些时辰的腧穴补充，尤显关键。郑老按时辰的干支补经脉、时辰的地支补穴位的方法，增补穴位24个，让每个时辰都有穴可开，厥功甚伟。

郑氏补穴法

1.根据时辰的天干，决定开穴的经脉。即甲时胆，乙时肝，丙时小肠，丁时心，戊时胃，己时脾，庚时大肠，辛时肺，壬时膀胱，癸时肾经。

2.根据时辰的地支，增补穴位。阳经按阳时补穴，即子补井，寅补荥，辰补俞，午补经，申补合，戌纳原；阴经按阴时补穴，即丑补井，卯补荥，巳补俞，未补经，酉补合，亥纳原。

以上补穴，是按阴阳经脉、阴阳时辰规律定的补穴规律。但也常配用和病症有关的其他穴位施治。

"郑氏针法"相关著作有：郑魁山编著之《针灸集锦》《针灸补泻手法》《子午流注与灵龟八法》《郑氏针灸全集》《校正针灸大全》《针灸问答》《针灸补泻手技》等，门人方晓丽主编之《郑魁山针灸临床经验集》、田大哲等编著之《郑魁山针法传心录》、王森等整理之《郑魁山针灸临证经验》、郝晋东主编之《百年百名中医临床家郑魁山》、田大哲等整理之《郑毓琳临证金针》等。

另有《针法图解》《郑毓琳临证金针》《针灸法成》《郑魁山医案集萃》《郑氏经络诊断学》等多部著作在整理、编写过程中。

中医挑治疗法和剪齿龈交穴治疗痔疮

项目名称 中医挑治疗法和剪齿龈交穴治疗痔疮

持有人简介 邵红伟，男，1974年生，庆阳市宁县人，中医执业助理医师，中华传统医学会埋线医学专业委员会会员。甘肃省针灸学会埋线专业委员会委员，擅长应用穴位埋线治疗癫痫及各种精神心理障碍性疾病，并开始扩展到治疗各种疼痛性疾病。

来源 祖传

内容简介

1. 挑治方法

（1）患者体位：病者坐位，暴露背部，凡患痔疮者，背部必现痔点。

（2）痔点的部位：上起第七颈椎棘突平面，下至第五腰椎棘突平面，两侧至腋后线，在此范围内，均可出现痔点。

（3）痔点的特征：似丘疹样，稍突起，如小米粒，略带色素，颜色为灰白，暗红，棕褐或淡红，压之不褪色，有的点上还长一根毛。

（4）寻找方法：必须与痣，毛囊炎，色素斑等鉴别。找点困难时，可用两手在病人的背部摩擦注意痔点的出现。在背部可能出现连个痔点，应先用其明显的一个。痔点越靠近脊柱，越靠下，挑治效果越好。

（5）操作方法：痔点确定后，皮肤常规消毒。用三棱针挑破痔点表皮，继续挑皮下组织，可见到白色纤维样物，挑断其数十条即可。此时，病人微痛，但不出血。挑尽后用碘酒消毒，贴以云南白药创可贴。注意：2~3天不要沾水。

2. 剪齿龈交穴法

让助手把患者的上嘴唇揭起，患者头稍后仰，充分暴露上唇系带，大部分患有痔疮的患者，在上嘴唇齿龈交穴处，有一米粒大小的赘生物，用已消毒的镊子提起赘生物用剪刀将其剪去，消毒干棉球压迫止血5分钟左右；若没有赘生物，就直接剪短上唇系带或用火针针刺齿龈交穴。

陇东王氏正骨法

项目名称 陇东王氏正骨法

持有人简历 王大农（见消灵擦剂），王大庆（见消灵擦剂）

来源 祖传

主治 前期消肿止痛为主，中期以续筋长骨为主，后期以舒筋活络、恢复肢体功能为主。

方解 陇东王氏正骨法是以自然疗法为主，尽量避免手术及手术带来的并发症，以免造成继发性损伤，加重骨伤处血运的破坏，降低伤处的自身修复，而以肢体功能与形态最大限度的恢复为目的，主张简、便、廉、验为治则的治疗方法。

主要有手法整复、外固定、牵引及药物等疗法。其中整复手法分为摸（摸、摇、揉、按）、拔（拔、提、拉）、捏（推、拿、挤、压、捏、端、搓、捶）三类，手法讲究干净利索，熟练准确，且摸、拔、捏三法必须连贯自然；外固定有夹板固定和石膏固定两种，可随症选择，单独或配合使用，充分贯彻"动静结合"的原则。

王氏自创的有蛋白麻纸固定法、明扎法和活页石膏固定法等；药物治疗分为前、中、后三期进行，前期以消肿止痛为主，中期以续筋长骨为主，后期以舒筋活络、恢复肢体功能为主，常用代表药有活血定痛丹、雅斋活络丸和消灵擦剂等。除此之外，还融入了牵引、针灸、拔罐、推拿及中药离子透入等疗法。目前陇东王氏正骨法已被列入甘肃省非物质文化遗产进行保护。

中医正骨术

项目名称 中医正骨术

持有人简介 赵世宁，男，汉族，1932年生，白银市正宁县人。自幼受母亲熏陶开始学习正骨，十一岁时起在部队上从事伤员护理，二十岁左右独立正骨，70多年来，经他亲自正骨的病人不计其数。

赵继红，男，汉族，1953年生，白银市正宁县人，现居住兰州专业从事中医正骨术。

赵云义，男，汉族，1974年生，自幼随外公学习正骨术，工作之余，和外公一起从事中医正骨。

来源 祖传、师承

内容简介

1. 中医正骨术：在不借助任何辅助医疗设备的情况下，凭借对人体（家畜）骨胳的熟练掌握，通过摸、看，判断骨头破坏情况，利用手劲放正对接、固定，使受伤部位得以康复的方法。

2. 消痛散骨剂：在吸收几位师傅散骨秘方疗效的基础上，经过不断的摸索改进，由麝香、牛黄、倒退虫、红花、桃仁、丹皮、血余炭等20味中药秘制，具有消肿、止疼、活血功能、能使已经愈合的骨骼重新开脱的中医方剂。

3. 正骨增生剂：犀牛角、当归、赤芍、桃仁、红花、海马、天灵盖等20多味中药配制而成，具有消炎、活血、止疼、促进骨胳生长的中药制剂。

4. 犀黄蛋清固定法：用人奶、黑布固定方法的基础上，经过摸索，用鸡蛋清、纱布、药棉、绷带配以正骨增生剂进行断骨固定的方法。

曹氏正骨法

项目名称　曹氏正骨法

持有人简介　曹旭明，男，汉族，甘肃会宁县人，1978年生，执业助理医师。幼年受父熏陶学习中医正骨术，2000年毕业于定西地区卫生学校，使祖传正骨术结合现代医学，甘肃省第三批非物质文化遗产曹氏正骨法第四代传承人。

来源　祖传

内容简介

1. 独特的诊断方法曹氏中医正骨法在运用传统中医的望、闻、问、切诊法的基础上不断探索、创新、形成了独具一格的诊断方法"望、比、摸"三法。

2. 施治过程讲究手摸心会原则。即知其休相、知其部位、机触于外、巧生于内、手随心转、法从手出，以及拔伸、牵引、旋转、回绕、屈伸、收展、按摩、推拿，以动静结合、筋骨并重、内外兼治的治疗原则。

周氏接骨法

项目名称　周氏接骨法

持有人简介　周尚荣（见围箍散）

来源　祖传

内容简介 周氏接骨系列方为第一代传人周凤会创立，他认为骨折可分为三期，三期之法各不相同，要随证处理。

前期：消肿止痛，桃红四物汤加金黄败毒散加减；

中期：消肿止痛，活血化瘀，使用"自配七厘散"加减，处方：自然铜，朱砂，血竭，儿茶，冰片，三七，土鳖等20味药；

后期：补肝益肾，选用周氏接骨方，以黄芪为君，当归、海龙、海马、补骨脂、仙茅、龟板等12味药随症加减。

此外，在骨折的3个周期，一直外用围箍散，围箍散由黄龙藤、飞龙掌血、茜草，加工成粉末，加入麝香撒到纱布，浸湿外用。

围箍散撒到纱布打卷，以羌活、独活、芙蓉叶、白龙须熬水外浸湿，以不冒气泡为准。浸完后打开纱布，缠于患处。小儿一般3~5天1换，共换4~5次；成人开始3~5天换，消肿后以后7天1换药。

徐氏手法整骨术

项目名称 徐氏手法整骨术

持有人简介 徐志伟，48岁，汉族，男，主治医师，甘肃省瓜州县人，祖籍江苏徐州。自幼随父徐湘学习中医，1988年毕业于北京中华社会大学中医专业，2003年毕业于甘肃中医学院中医专业。擅长手法治疗四肢骨折，针灸治疗风湿疼痛及妇科疾病，各种痔疮等肛门疾病。

来源 祖传

内容简介 手法治疗四肢骨折渗透着徐氏中医世家90年来的骨科诊治经验，运用以摸、看等方法诊断伤情，以牵、旋、抖、搓、分、捏、提等手法复位，结合内服、外敷协同治疗。手法重在手传心会，主要针对幼儿、老年人的四肢脱位、骨折、闭合性骨折，具有操作方便、痛苦小、恢复时间短、费用低廉、可有效避免手术的并发症。

1. 准备：提前制备外用"消肿续筋接骨散"、固定材料（如椿树皮、竹帘、柳树皮、蛋清纸壳）、布带、分骨垫等。

2. 诊断：以望病人的神态、步态、姿势，摸患病部位为主。

3. 治疗：依据病情准备材料、助手、药物，按照伤情选择适当的手法进行复位。不能即时复位的敷以药物消肿后伺机复位，并配合口服"活血消肿方"以加速散瘀。

4. 预后：经常观察肢体肿胀情况，密切观察血运及固定带的松紧，及时调整，以防移位。徐氏的手法接骨术能对各个年龄段的四肢骨折属于闭合性的、低、中难度的均可达到理想的恢复效果，手法复位的创伤较小，但很难达到解剖复位，不过在符合功能对位的前提下，通过治疗期间合理的功能锻炼和骨折愈合时骨骺的再塑功能，肢体仍然能恢复较好的功能。

5. 方药组成：

（1）口服"活血消肿内服方"组成：骨碎补，制乳香，制没药，当归，赤芍，广三七，川续断，鸡血藤，血竭，煅自然铜，威灵仙，麝香，煅毛螃蟹，土鳖虫等药。制密为丸。

（2）外用药"消肿续筋接骨散"组成：生乳香，生没药，生川草乌，月季花，归尾，桃仁，红花，生大黄，刘寄奴，鸡血藤，血竭，煅自然铜，煅狗头骨，石蟹一对，制木鳖子，骨碎补等，共研细末鸡蛋清或麻油调和外用。

6. 禁忌证：

（1）移位严重不能对线影响功能的。

（2）开放创伤不能有效固定的。

（3）严重高血压、心脏病、身体羸弱不能耐受手法施术者。

（4）精神病患者。

藏医棒疗法

项目名称　藏医棒疗法

持有人简介　贡去当知，男，藏族，1988年生。2007年至2012年在西藏藏医学院学习，2009年至2011年师从索南欧珠老师学习放血、针灸、火罐等疗法。2013至今在夏河县扎油乡卫生院工作。

来源　师承

内容简介　棒疗是藏医传统而古老的一项技术，具有"有病治病，无病预防"的功效，在原有工具的基础上，经本人结合临床实践，创造出12项使用工具，主要治疗跌打损伤、坐骨神经痛等疾病，对于神经、妇科、血管等疾病有独特疗效。棒疗采取擦、按、刮、敲等方式进行治疗，1日1次，每次20分钟，20天1疗程。

禁忌　运动过度。

刘氏火针疗法

项目名称 刘氏火针疗法

持有人简介 刘荣祖，男，自8岁起随父学医，继承刘氏家族医学经验知识，从事临床工作至今，有丰富的临床经验。

来源 祖传

内容简介 刘氏火针疗法是将针在火上烧红后，快速刺入患处，以治疗疾病的方法。火针疗法，古已有之，《灵枢·寿夭刚柔》云："刺布衣者，以火焠之。《灵枢·官针》云："焠刺者，刺燔针则取痹也。"张仲景《伤寒论》中有"烧针令其汗""火逆下之，因烧针烦躁者""表里俱虚，阴阳气并竭，无阳则阴独，复加烧针……"等记载。刘氏火针疗法长于治疗腰椎结核、淋巴结核等结核病，也可治疗颈腰椎骨质增生等疾病。

治疗时先通过视诊、问诊、触诊或借助现代辅助检查技术辨清患者疾病部位，然后将针在酒精灯上加热至发红，针刺患处。次治疗完需注意保护创口，防止感染，至上一次创口长好后方可进行下一次治疗，一般每2次治疗间隔3个月左右。

第三章　炮制技术

左氏水泛丸制作工艺

项目名称　左氏水泛丸制作工艺

持有人简介　左存哥（见左氏阑尾宁1号方），左鑫（见左氏阑尾宁1号方）

来源　祖传

内容简介　左氏中药水泛丸制作工艺，秉承了祖国传统医药制剂的制作工艺，在此基础上进行了大胆改进和创新，其制作流程大致如下：

1. 首先将中药制剂碾成极细的粉状准备好，清洗药匾等工具并晾干，准备冷开水一壶备用，有些药物需要先熬成汤汁用，如枸杞、麦冬等。

2. 按照药物的质量，取一定的比例（涉及工艺保密细节，不便透露）黄米（谷子碾成的黄米）淘净，加水煮到一定程度（基本上每个米粒上都有开口为止）。

3. 把煮好的黄米水倒入碗中，再用温开水把米粒清洗一下，水也一并倒入碗中留用，最后把米粒倒入药匾（一种筐箩状的专用工具）铺开，晾晒一下米粒中的水分，一般5~6分钟左右，撒少量药物，开始摇动药匾制作，待全部药物都包在黄米上后，开始加入黄米水（或药汁）摇动进行一次过水，再加入粉状药物，再次摇动匾。然后一遍水（或药汁）一遍药地加入，直到药加完后为止，最后再加入适量水做最后的包衣，包衣成份随药物的禁忌而定。

4. 最后将制成的水丸晾晒，直到晒干为止，便制作完成。